Depilação

O PROFISSIONAL, A TÉCNICA E O MERCADO DE TRABALHO

9ª reimpressão/2010

senac

Apresentação

Embora o conceito de Belo tenha estado sempre presente nas discussões de filósofos e artistas, ao longo do tempo ele mudou. Se no passado a beleza feminina era só um rosto bonito, com linhas harmônicas, privilégio de algumas poucas mulheres, aos poucos todas as suas formas passaram a ser expostas. E essa agradável liberação de costumes deu às mulheres a oportunidade de manifestar sua beleza também através do corpo.

Atualmente, tenha um corpo escultural ou não, toda mulher deseja uma pele lisinha, livre de pelos. Uma pele bonita de se ver, agradável de se tocar. No Brasil, particularmente, onde o clima tropical acaba ditando as tendências do vestir – saias curtas, biquínis cavados, blusas sem manga –, depilar o corpo se tornou, além de um cuidado com a higiene pessoal, uma necessidade estética. E não só para mulheres... Aos poucos, também os homens começam a procurar esse serviço, seja por vaidade ou pelo que for. Isso sem contar com as tendências e as novas tecnologias que surgem quase que diariamente. Esses fatores apontam para uma realidade: um profissional, para ser competente no que faz e guardar seu lugar no mercado de trabalho, precisa estudar, atualizar-se sempre.

Depilação – o profissional, a técnica e o mercado de trabalho vem cumprir essa função, constituindo-se em ferramenta indispensável não só para quem quer se iniciar nesse campo como também para aqueles que estão sempre em busca de mais conhecimentos.

Com um conteúdo abrangente e atual, o livro trata do dia a dia na profissão, de técnicas e procedimentos específicos, e de questões relativas ao mercado de trabalho. Traz também orientações médicas, novidades em produtos, equipamentos e serviços, além da descrição detalhada – e com fotos – dos principais passos da prática da depilação.

Sem dúvida, um excelente guia para aqueles que procuram, mais do que uma oportunidade de se atualizar e refletir sobre sua prática, informações para enriquecer sua formação profissional e contribuir para o sucesso de sua carreira.

Sumário

Beleza e depilação profissional

depilador ou depiladora?

Você quer saber? Até que tem homem com prática em depilação. Mas, sinceramente, é caso raro. Na verdade, arrancar os pelos indesejáveis pela raiz tem mais a ver com o universo feminino. Isso mesmo. E com o perdão dos homens, no momento, essa onda é das depiladoras! Então, adiante. Depilação tem a ver com o mar da moda. Com beleza, higiene e frescura do corpo. Ou não tem? Tem! Basta observar a turma sintonizada com o estilo da pele macia e lisinha. Da adolescência à terceira idade. E conferir: essas pessoas preferem confiar na habilidade profissional de mãos femininas. Até porque não dá para resolver a questão de depilar sem delicadeza, jeito e intimidade.

Imagine só. Hoje em dia, não se faz depilação apenas de sobrancelhas e pernas. Tem depilação de narinas, orelhas, buço, barba, axilas, braços, peito, costas, barriga e de qualquer parte íntima com pelos inconvenientes. Cada qual com sua técnica apropriada e seus saberes... Sem jamais confundi-los com tratamento de saúde. Afinal, numa cabine de depilação não há um paciente em busca de consulta ou socorro médico. Há um cliente, exigente e vaidoso, em busca de um tratamento estético, preferencialmente com uma depiladora!

Sim, por enquanto, a maioria da clientela masculina ainda prefere entregar o embelezamento do corpo nas mãos profissionais de mulheres. Assim como a maioria da clientela feminina fica mais à vontade para cuidar de sua intimidade estética no meio do próprio mulherio. Cumplicidade, pudor? De repente é por aí... resistência! Resistência delas de expor artifícios e manhas – que valorizam sua feminilidade – aos homens depiladores. Pode ser... E desde que não haja preconceito contra o profissional masculino, não há mal algum nisso. Não é? Afinal, a intenção da mulher ao recorrer preferencialmente a uma profissional de depilação está explícita: extirpar apenas os pelos indesejáveis...

Mercado de trabalho

Para quem ainda não percebeu, um recado: as cabines de beleza estão em expansão na sociedade atual. Seja numa clínica, num salão de beleza, num *spa* ou em um atendimento domiciliar. Trata-se de um espaço interessante, onde o dinheiro circula apesar de todas as crises. Quer dizer, esse nicho está dentro de um mercado de trabalho movimentado pela indústria de cosméticos, similares e aparelhagens afins. Uma indústria cada vez mais criativa e muito empenhada em fazer o seu *marketing*. Levando quem a reboque? Quem trabalha com seus produtos.

Que mercado de trabalho é esse? Claro... o mercado ligado à beleza. Que nunca se aquieta, porque se move a novidades! Passou a época, portanto, de achar que depilar se resume a arrancar pelos com ceras, pinças ou lá o que seja, sem mais nem menos. Ou pensar que a formação de manicure, por exemplo, credencia automaticamente alguém que queira sair por aí arrancando pelos a torto e a direito. Não, não e não.

Depilação, hoje em dia, é coisa séria e valorizada. Que já conquistou o seu lugarzinho, por menor que seja, na história da economia deste país. Portanto, investir na área de beleza como depiladora pode ser um bom negócio. Empregando-se, trabalhando como autônoma, apostando como empresária, dando aulas, administrando cursos ou atuando como consultora de venda de produtos.

A profissional de depilação

Tudo bem. Só que há uma pergunta a ser feita antes de qualquer coisa: como deve ser o perfil de uma depiladora profissional? Em primeiro lugar, o óbvio. Tem que gostar de gente e de depilar! Ah... Em seguida, reconhecer que quem trabalha com beleza, queira ou não, precisa levar em conta a boa aparência. Atenção. Ninguém está se referindo a qualquer obrigatoriedade de perfeição de beleza loura, negra, ruiva ou morena. A obrigatoriedade está em andar sempre limpa e bem-arrumada, com roupas discretas e confortáveis, maquiagem leve, cabelos cuidados e unhas curtas e tratadas. E, evidente, devidamente depilada.

Entendido, então, que se está falando de uma aparência saudável e higiênica. De acordo com os parâmetros da própria profissão! Você confiaria num dentista com mau hálito e dentes visivelmente cariados? Dificilmente, não é?

Mais ainda. Uma depiladora deve ser uma pessoa desinibida, mas extremamente educada, gentil e bem-humorada. Com facilidade de se expressar e de compreender o que o cliente quer. Porque em depilação, qualquer equívoco é quase como leite derramado. Embora os pelos cresçam novamente, demoram e nunca mais serão os mesmos. São outros, literalmente.

Por essas e outras, haja coordenação motora e boa visão. É indispensável estar em dia com o oftalmologista e, ser for o caso, com os óculos adequados. Faz parte ainda do perfil de uma depiladora profissional uma característica determinante: equilíbrio emocional. Afinal, ela deve estar sempre pronta para enfrentar, com tranquilidade, quaisquer situações embaraçosas. Não esquecer jamais que depilação envolve intimidade, privacidade...

Mais: vive-se num tempo em que ser depiladora exige a plena consciência de estar exercendo uma profissão de muita responsabilidade. Por quê? Porque já está comprovado que a falta de preparo e a incompetência podem causar danos à saúde do cliente. Em suma: uma verdadeira profissional sabe, obrigatoriamente, das complicações de um pelo mal-arrancado. Tampouco ignora a necessidade de conhecimentos e cuidados para evitar a disseminação de infecções e doenças dermatológicas, por falta de assepsia ou por mau uso do material de trabalho.

Mais alguma coisa? Sim. Ela se preocupa com o próprio bem-estar, evitando contágios inconvenientes. Mantém-se atualizada por meio de leituras, cursos e eventos pautados com informações sobre beleza e estética corporal.

> *Uma depiladora deve ser uma pessoa desinibida, mas extremamente educada, gentil e bem-humorada. Com facilidade de se expressar e de compreender o que o cliente quer.*

A formação profissional

Antes de qualquer coisa, acredite: uma profissional de depilação deve estar comprometida com as expectativas e a qualidade de vida dos clientes. Calma... Não se está falando de qualquer depiladora. Mas daquela depiladora capacitada para essa missão possível!

Agora, sem brincadeira... Uma depiladora profissional, para início de conversa, deve ter uma escolaridade mínima. A partir daí, entram a qualificação, a formação específica, os conhecimentos e a capacidade técnica no manuseio de pele e pelos. Sem desrespeitar limites.

Como assim? Simples. Sem querer dar um passo maior que a perna e acabar invadindo áreas de atuação onde se requer especialização, como a dermatologia, por exemplo. Olha só a baita responsabilidade e importância da profissão de depiladora! Mas, como demarcar os tais limites? Aprendendo, de imediato, a identificar pele e pelos saudáveis. A gente vai falar disso mais adiante.

Então, de novo... Ser depiladora, hoje em dia, é optar por uma profissão séria e cada vez mais valorizada no mercado de trabalho.

E... atenção, atenção! Depiladora tem que ter diploma. E tem que ser diploma expedido por uma das instituições autorizadas a ministrar o curso específico dessa habilitação profissional, em nível médio. Para quem não sabe, mesmo sem existir oficialmente para o Ministério do Trabalho, a profissão é reconhecida e protegida por sindicatos dos empregados em institutos de beleza e cabeleireiros. Como acontece, por exemplo, no Rio de Janeiro.

Confiança

Quantas vezes você já ouviu, falou, leu ou escreveu a palavra confiança? Provavelmente, nunca contou. Porém, sabe que se trata de uma palavra-chave na trajetória de qualquer profissional que se preze, certo? Mas, o que leva uma pessoa a confiar pela primeira vez nas mãos de uma depiladora? Aí a palavra-chave talvez seja empatia. Ou seja, a empatia seria a explicação para o fato de alguém entregar a uma pessoa desconhecida a tarefa de fazer sua sobrancelha, por exemplo.

Imagine a sobrancelha, ali, junto do olho. Qualquer escorregadela da cera ou da pinça e – puf! – a visão pode ser atingida. Sem contar que uma sobrancelha malfeita estraga toda a estética do rosto. Em contrapartida, se a profissional é competente e responsável, do tipo que consegue se imaginar no lugar do outro, provavelmente tudo correrá às mil maravilhas.

Uma dessas maravilhas é a transformação de um cliente eventual em cliente fiel. Cliente que todo mundo deseja. E que só se entrega àquela depiladora que conquistou sua total confiança. Bem, daí nasce um hábito que pode durar décadas. De efeito multiplicador. Porque quem fica satisfeito indica a profissional e aí acontece a tal publicidade boca a boca. Talvez a mais eficiente e duradoura de todas.

Não é raro uma depiladora deixar o emprego num salão ou numa clínica para abrir seu próprio negócio, levando com ela parte de sua fiel clientela. Não resta dúvida que isso envolve uma certa cumplicidade. Mas pode ser feito com ética! Ou seja, sem ser às escondidas e sem induzir os demais clientes a preferirem seu novo serviço.

E já que se falou em ética, é indispensável informar a quem queira se depilar sobre os procedimentos a serem aplicados, suas possibilidades e seus limites. Antecipadamente! Sem esquecer, jamais, de respeitar a individualidade do cliente e o sigilo profissional.

Beleza explícita

Mas, se alguém pergunta: onde se concentra a grande clientela? A resposta é: em cidades tropicais à beira-mar. Ou em centros urbanos com muitas piscinas. Enfim, em regiões de calor! Nada mais óbvio. As pessoas estão lá, de todas as idades, com muita pele à mostra para quem quiser ver e apreciar. Principalmente as mulheres adeptas – quase todas – de um corpo bem-depilado, de acordo com o padrão de beleza da ocasião.

E, prepare-se: num mercado de trabalho envolvendo beleza, a clientela gosta de ser bem-tratada. Com razão... Afinal, quem não quer se sentir bonito, atraente e admirado? Todo mundo.

Outra coisa, que não se deve esquecer nunca: uma depiladora se destaca pelo caráter. Por quê? Porque lida direto com a intimidade do cliente. Ela não pode facilitar. Tem que se dar ao respeito, sempre. Com educação, gentileza e, principalmente, com o compromisso da discrição.

Nesse aspecto, haja discernimento, porque tem muito cliente que transforma a cabine em confessionário. E aí, de confidência em confidência, olha o perigo de uma grande confusão. Qual? Imaginar o início de uma amizade que, na realidade, não passa de um desabafo de alguém despreocupado com os ouvidos da depiladora por considerá-la distante de seu convívio social. Desagradável? Nem tanto. É normal, acontece também entre paciente e médico.

Uma profissional atende todo tipo de pessoas, cada qual com suas características, e é importante buscar compreender e respeitar o modo de ser de cada uma delas.

Depilação: uma antiga prática

Já na época de Cleópatra, no Antigo Egito, as mulheres se depilavam. Diz a lenda que elas teriam sido as primeiras a utilizar o extrato de sândalo, a argila e o mel de abelha. Ingredientes que dariam origem à depilação com as ceras de hoje em dia. Mas, segundo crônicas dos anos 2000 a.C., cidadãs da Antiga Grécia também não suportavam pelos. Inventaram até o primeiro instrumento de que se tem notícia usado na depilação: o estrigil. E o que era o estrigil? Uma varinha de 16 a 30cm de comprimento, com a ponta curva.

Bem, esse instrumento teria sido muito usado para raspar uma pasta à base de vegetais, cinza quente e argila, que as mulheres gregas passavam sobre a pele quando queriam se depilar. Um tremendo sacrifício. As sacerdotisas dos templos de Creta, que depilavam o corpo inteiro, chegavam a tomar uma bebida entorpecente para aliviar o sofrimento durante todo esse processo.

Em tempos mais recentes, conta-se que as muçulmanas costumavam usar um xarope espesso, composto de açúcar e sumo de limão, para ajudá-las a se livrar dos pelos considerados maléficos. Alguns afirmam que na Turquia, por exemplo, as mulheres são obrigadas a remover todos os pelos antes do casamento.

No Brasil, índios xavantes ainda arrancam totalmente as sobrancelhas e as pestanas. Com as pontas dos dedos... sem pinça! Então, essa questão de eliminar pelos é muito mais antiga e diversificada do que se julga. Envolve crenças, culturas, religiosidade e alquimias... Ou puramente gosto estético! Coisa, aliás, que não se discute. Constata-se, prazerosamente. Ou não?

Deixa pra lá. Não dá, neste livro, para espichar muito o assunto. Como, por exemplo, investigar quem se depilou primeiro: o homem ou a mulher? Pela lógica, tudo leva a crer que tenha sido o homem das regiões tropicais. Nu ou seminu, mas vaidoso. Costumava usar enfeites e apetrechos pelo corpo, que habitualmente era pintado para as festas e para as guerras. E, no caso, os pelos deviam atrapalhar o processo da pintura. Como acontece na produção de uma tatuagem, hoje tão em moda.

E agora, que tal darmos uma espiadinha no século XX, tempo de nossos pais e avós, e que foi nosso também? De acordo com uma pesquisa de Bianca Ribeiro, do Senac-Rio – especialista em fisioterapia dermatofuncional (uma área da fisioterapia voltada para a estética) e dona de uma clínica de estética no Rio de Janeiro –, os primeiros relatos de depilação na mídia brasileira datam de 1920. Relatos de depilação de sobrancelha! Nada de partes íntimas. Falar de axilas era tabu... virilha, nem pensar! As mulheres que apareciam nas capas das revistas eram fotografadas em close. Quer dizer, só o rosto.

E o mais interessante: "fazer a sobrancelha" era quase um rito de passagem. Acontecia quando a menina virava mocinha. Ela debutava com a sobrancelha bem fininha, ao gosto da época. Ou seja, depiladíssima! O que mudava completamente os traços do rosto adolescente.

Anos depois, as mocinhas começaram a lixar os pelos das pernas, do tornozelo até abaixo do joelho. Havia umas lixas apropriadas para isso. Aí surgiu a onda da gilete. Inventada em 1895 e produzida em 1901, ela apareceu no Brasil em 1926... E à medida que as saias foram encurtando, a gilete ultrapassou o joelho e começou a raspar parte da coxa. É... aquela parte que aparecia quando uma jovem se sentava e, principalmente, cruzava as pernas.

A gilete, realmente, fez história. Era quase um fetiche, usado inicialmente às escondidas, no aparelho de barbear do irmão, do pai, do marido... E depois, quando surgiram os cremes que faziam os pelos cair? Foi o maior frisson. Mas, na década de 1950, as moças e as jovens senhoras se depilavam em casa, como mandava o recato e a prática daqueles anos.

Ah, teve o modismo da descoloração. Foi na década de 1980. Rebeldia? Pelo menos era o que as mães de pernas depiladas, axilas raspadas e sobrancelhas pinçadas achavam das filhas que teimavam em se manter peludas. Embora, para isso, as moças avançadinhas descolorissem os pelos do corpo à mostra nos biquínis, digamos... ainda recatados. E as sobrancelhas? Bem, as sobrancelhas permaneciam ao natural. Até mesmo quando bastante grossas, eram mantidas com a cor e o traço originais.

Febre de poucos verões. A geração nascida na década de 1970 mudou tudo de novo. Adepta do biquíni minimalista, o fio dental, essa geração condenou os pelos – descolorados ou não – de pernas, coxas, virilhas e axilas ao ostracismo. Também, não dava para ser diferente. O culto ao corpo cada vez mais exposto, fotografado e exibido na mídia como uma escultura, não permitia gatas com quaisquer pelinhos de fora.

Não demorou que viesse a público o segredo da mágica que criava aquele efeito de perfeição das imagens exibidas em revistas e jornais nas bancas, em outdoors*, na televisão, no cinema... Qual o segredo? Todo mundo ficou sabendo que os modelos fotográficos passam obrigatoriamente por uma depilação primorosa, antes de enfrentar as câmeras nos estúdios. O efeito disso? As mulheres correram atrás daquele visual estético escancarado no resultado das imagens que impressionavam tanto os seus parceiros...*

Aí, não deu outra: a depilação virou moda e entrou para o cotidiano das cidadãs comuns frequentadoras de praias e piscinas. Ou simplesmente adeptas de saias curtas e ombros à mostra. Ou ainda, apenas a fim de impressionar o namorado, o marido ou sentir-se bem com ela mesma. Um detalhe: lingeries *atrevidas e provocantes são as mais vendidas em lojas de bairros populares. Aliás, uma característica bem brasileira.*

Verdade seja dita: o movimento "antipeludas" começou em casa. As primeiras ações revolucionárias partiram do uso escondido da gilete e dos cremes de fazer cair os pelos. Processos até rápidos e práticos. Entretanto, o mulherio descobriu que essa estratégia podia ser superada com a aplicação de umas tais ceras milagrosas que arrancam os pelos pela raiz! Vamos falar desses processos – principalmente das ceras – com mais detalhes depois.

Voltando ao movimento "Abaixo os pelos!"... Como é que a depilação se profissionalizou? Bem, talvez a partir do reconhecimento de que a depilação em si é uma baita agressão à pele. Pense bem: depilar significa extirpar, destruir ou golpear os pelos. Ai! Trata-se de uma agressão que visa impedir ou modificar uma atividade natural do organismo. Quer dizer, não é por acaso que quase todos os métodos usados tradicionalmente são dolorosos e deixam a pele magoada de alguma forma. Com ardência, descamação irregular, inflamação ou ressecamento. Sem falar no pelo encravado!

Agora, imagine a própria pessoa, sem conhecimento da estrutura de pele e pelos, se depilando... Volta e meia os efeitos colaterais da prática amadora da depilação acabam resultando numa aparência contrária à desejada. Em vez de uma pele de aspecto fresco, lisa e linda, obtém-se uma pele irritada e de aspecto desagradável. Então, pode-se dizer que foi a busca de uma depilação perfeita (tanto no aspecto da beleza quanto no da saúde) – praticamente impossível de ser executada pela própria pessoa – que abriu a brecha para a profissionalização.

E como a profissão se popularizou? Aí, certamente, as primeiras depiladoras profissionais devem ter surgido para atender as celebridades. E, como já foi dito, o movimento transpirou na mídia, rolou e virou uma bola de neve. Prova disso é a multiplicação dos corpos quase totalmente despidos de panos e pelos nas praias e piscinas brasileiras. E a expansão de clínicas de estética, spas e salões de beleza com suas cabines de depilação.

nos bastidores da depilação

Pioneirismo

Falar com paixão e com muita graça dos bastidores da profissionalização da depilação é com a pioneira Dulce Martins! Ela abandonou o Curso Normal para se casar e, mais tarde, já com um casal de filhos adolescentes, deixou meio de lado a rotina dos afazeres domésticos para fazer os cursos de manicure, maquiagem, estética facial e depilação no Senac. Isso aconteceu lá pelos idos da década de 1970.

Algum tempo depois, ainda na mesma década, Dulce deparou com um anúncio na seção de classificados de um jornal carioca no qual o Senac oferecia vagas de instrutores nas áreas de higiene, beleza e saúde. A fim de um trabalho fora de casa, Dulce mandou seu currículo e foi chamada para uma entrevista. Foi aprovada como professora de depilação. E daí em diante, depilou e "bordou", criando modos e modas.

Ninguém melhor do que ela mesma para contar essa história:

Naquela época, quase ninguém sabia o que era depilação profissional. Não se via profissionais especializados no mercado. Era uma época em que o empirismo dominava. Em que a gente aprendia com a prática, com a experiência adquirida. Não havia ainda o conhecimento nem a tecnologia usados atualmente. Muito menos material descartável.

Inacreditavelmente, a cera era reaproveitada. Fervida, coada e reutilizada! Por que não? Era econômico e funcionava... Um horror.

No passado, a gente não tinha informações científicas. Não passava pela cabeça de uma depiladora que, ao arrancar os pelos de uma pessoa, poderia estar provocando micro-hemorragias perigosíssimas. Muito menos que, por mínima que fosse a quantidade de sangue, essa porção contaminaria a cera. Isso era inimaginável.

E ainda tinha uma agravante terrível que a gente desconhecia: arrancados os pelos, a pele perde a proteção deles e fica com os poros expostos, o que facilita a entrada de micro-organismos: vírus, bactérias, fungos etc. Em quem? Na pobre vítima; ou seja, o próximo cliente, aquele depilado com a cera contaminada. Por conta disso, micose e outras doenças devem ter se propagado através da pele sem que se soubesse a causa da contaminação.

Mas eu nunca bobeei. Sempre corri atrás de novos cursos, palestras e leituras de revistas para me informar, reciclar e atualizar. Por exemplo, aprendi rápido que cera fervida não acaba com a bicharada microscópica!

Por quê? A simples fervura não mata todos os agentes infecciosos e tampouco garante uma perfeita assepsia. Para essa cera ser reutilizada, teria de ser esterilizada. Para tanto, precisaria ser colocada numa estufa a uma temperatura mínima de 160°C durante duas horas. Qual a depiladora que pode fazer isso? Nenhuma! Portanto, nunca hesitei em jogar ceras usadas no lixo logo que tomei ciência da razão de não reaproveitá-las. Cera só se usa uma vez! Depois... é lixo – sem discussão! Isso mesmo. E tem mais: esse assunto é uma questão de saúde pública, coisa muito séria. Dá multa e encrenca de todos os lados.

De pelo em pelo, formei, durante anos, centenas de alunas. Que aprenderam comigo a depilar qualquer parte do corpo. Porque até testa eu depilei. Naquela época, na década de 1970, o curso de manequim fazia parte da área de higiene e beleza. E uma manequim, além de aprender a postura e tal, tinha de ser toda corrigida esteticamente. Sabe como é, tinha de ser embelezada... Fazer as sobrancelhas e cortar o cabelo de um jeito, por exemplo, que acentuasse ou amenizasse os traços fisionômicos da mocinha.

Certo dia, uma jovem surgiu na minha sala com a beleza comprometida pelo excesso de cabelo na cabeça. Gente, era tanto cabelo que parecia fazer parte do rosto, deixando a testa muito pequena. Não titubeei e aumentei a testa da menina. Depilando!

De história em história...

São muitas as minhas histórias. Olha só... Comecei trabalhando com cera fria e espátula de madeira. A gente aplicava a cera, espalhando-a pelo corpo com a espátula, e depois puxava. Tortura? Quase. Muitas vezes me vi em palpos de aranha para convencer minhas alunas a usar um método tão cruel... a frio. Numa pessoa disponível, disposta a sofrer. Piada? Não. Mas, reconheço, era um tanto surrealista. Imagine uma instrutora pioneira diante das alunas acovardadas, que sussurravam coisas do tipo: "Ai, coitada, ela vai sentir dor, isso dói muito, vai machucar. Deus me livre, eu não vou fazer isso." Imaginou? Pois bem, eu me vi diante dessa situação muitas vezes. Eu precisava convencê-las com a maior paciência.

Eu dizia: "Você não pode ter pena, não pode passar para a pessoa o medo de sentir dor. Assim, você vai induzi-la à dor." Tem que arrancar a cera com raiva: "Sai!" E... zap! Porque quanto mais devagar, mais dói. Ninguém arranca cera devagarinho. A delicadeza está na forma de conduzir e na precisão da puxada... com raiva! Eu garanto, essa raiva benigna suaviza a dor.

E a trabalheira para a aplicação da cera quente? Não existiam ainda as panelas térmicas. Enquanto eu fazia a cera na panela comum, na boca acesa do fogão tradicional, uma aluna ia lavando os plásticos para a próxima depilação. Como eu disse, não havia material descartável. Nem a chamada cera industrial. Ah... mas fiz muita depilação com cera de mel.

Acho que a técnica de depilação se desenvolveu a partir do uso do mel para arrancar pelos. Num tempo em que não havia química, alguém passou mel na pele e fez assim: zap! Com o puxão – puf! – o pelo saiu. Aí aperfeiçoaram e tal.

Mas, haja precaução. Qualquer método alternativo tem seus riscos. Muitas receitas não são devidamente testadas, são incorretas ou só funcionam para um determinado tipo de pele. Podem causar estragos terríveis. Recomendo sempre as ceras industriais já devidamente aprovadas, as quais eu chamo de "química benéfica". Ou seja, produtos da cosmetologia.

E o que é cosmetologia? É o estudo dos cosméticos: composição, fabricação e modo de usar.

Posso afirmar que acompanhei e participei como ninguém da evolução da arte de depilar profissionalmente no Brasil. Não apenas adaptando-me rapidamente às novidades, mas também lançando-as na praça.

Criando moda

Que eu saiba, quem começou a depilar barba com cera fui eu. Isso, já quase na década de 1980. Um escândalo. Teve até um episódio hilário. Que, depois de tanto tempo, posso narrar sem problemas.

A sala de depilação onde eu dava aula era colada a um salão de cabeleireiro, onde também se fazia barba. Uma vez, chegou um rapaz para fazer a barba. Como o salão estava cheio e ele tinha pressa, o cabeleireiro encaminhou-o para mim: "Vai ali naquela sala, que a professora faz a tua barba rapidinho." Eu até que fazia barba com navalha muito bem. Só que ninguém me avisou do que se tratava. Quando o rapaz entrou na minha sala de depilação dizendo que queria fazer a barba, eu falei: "É pra já, deita aqui." E chamei uma aluna para iniciarmos o trabalho. Não sei o que ele pensou.

Ele deitou na maca numa boa, fechou os olhos e até sorriu. Quando dei o puxão na cera para arrancar os primeiros pelos, foi aquela cena. Num gesto automático, o rapaz levantou o corpo e sentou na maca de olhos arregalados. Apavorado. Eu disse: "Calma, calma... fique deitado." Ainda perturbado, ele deitou de novo. Aí foi a vez da aluna. Zap!... Então, o rapaz não aguentou: "Hããã!!! O que foi que eu vim fazer aqui?"

Eu olhava para a aluna, olhava para ele e não entendia nada. Eu só falava: "Calma, calma, já vai acabar." A sala tinha vários espelhos porque eu também dava aula de maquiagem. Ele se olhava nos espelhos, via o rosto sangrando e gemia mais alto ainda. E foi assim até o final. A cada puxão sentava-se na maca gemendo: "Hããã!!! O que foi que eu vim fazer aqui?"

A história ainda não acabou. No dia seguinte, o rapaz voltou. Logo perguntei: "Tudo bem?" Ele respondeu nervoso: "Tudo mal! Você pensa que eu sou *gay*? O que a senhora fez comigo é barba de *gay*. A senhora acabou com a minha barba de homem. Isso não vai ficar assim." Alguém tinha lhe dito que não ia mais nascer barba na cara dele, que ia ficar com rosto de mulher e tal e tal. Tentei acalmá-lo, mas não adiantou. Encaminhei-o ao diretor para que reclamasse oficialmente.

Na verdade, ele queria ser indenizado. O diretor deu um prazo para ele; caso não nascessem mais pelos, voltariam a conversar. Nunca mais vi o rapaz. Novos pelos cresceram em seu rosto, é óbvio! Mas aprendi que a gente tem que conversar com o cliente antes e informá-lo de tudo. Prepará-lo e ter certeza do que ele realmente deseja fazer. Uma depiladora precisa ser também um pouquinho psicóloga...

Depilação radical

Vou confessar uma coisa. Odeio a presença e o cheiro de pelo em qualquer parte do corpo. Acho feio e desagradável. Só tolero os fios do couro cabeludo, quando muito bem-tratados. De resto, para que pelos? Então, inventei a depilação profissional radical. Foi na década de 1980. Eu tinha algumas clientes muito peludas nas áreas da virilha, cujos pelos emendavam com os da região anal. Pois bem, convenci-as de que seria mais higiênico e estético livrarem-se de todos aqueles pelos supérfluos. Elas adoraram o resultado.

A roupa íntima da mulher brasileira é muito ousada, muito cavada. Então ficam horríveis aqueles pelos aparecendo... é uma coisa antiestética. A brasileira não usa calcinha grande nem amarrada. Acho que só as mulheres de países frios usam aquela calça tradicional, sem ser cavada. E tem outra coisa. Acredito que a mulher brasileira é mais sensual mesmo. Não só desfilando na praia ou no carnaval. Ela gosta de se sentir bonita também na intimidade, na sua privacidade. Seja casada, sozinha ou namorada.

Os biquínis minimalistas, a tanga e o fio dental, que se alastraram pelas praias e piscinas do nosso país, são a maior prova de que essa depilação mais radical virou moda, mesmo. Só que para essa tal depilação mais radical ser realizada, a cliente precisava tirar a calcinha convencional. Aí, olha eu de novo inventando. Criei e ensinei às minhas alunas como fazer uma calcinha de papel – ainda não existiam as calcinhas descartáveis industrializadas – para evitar qualquer constrangimento: da depiladora e da cliente. E claro que a calcinha de papel não era reaproveitada. Depois de usada uma única vez era jogada fora.

Quer saber de outra?

Depilação de narina! Eu conhecia um instrutor de calistas (os podólogos de hoje) que, um belo dia, perguntou-me se era possível eu depilar suas narinas. Pedi um tempinho para estudar o caso. "Como vou colocar a cera na narina e puxar? Com o dedo não dá. Além disso, é uma área umedecida, a cera não segura. E não posso usar talco ali dentro. Tem que ter uma técnica. Qual será a técnica?" Descobri. Como? Pesquisando, até chegar à conclusão que talvez um pauzinho de picolé pudesse dar jeito. Não é que deu? Só depois, comecei a usar pau de laranjeira...

Mas, antes de depilar as narinas do instrutor de calistas, me perguntei: "Espera aí, os pelos dentro das narinas não funcionam como filtro?" Procurei um médico para tirar a dúvida.

Sim. Os pelos das narinas funcionam como filtro. Entretanto, o popular "cabelo nas ventas", aqueles pelos excessivos que ficam saindo para o lado de fora e que enfeiam o nariz, são os chamados pelos antiestéticos. Dispensáveis. Não interferem no filtro. Tanto que sempre foram aparados, existindo uma tesourinha com as pontas arredondadas para isso. Por quê? Um cortezinho bobo na pele dessa área sangra muito. E infecciona à toa, até mesmo com o uso de pinça – o método de depilação considerado o mais doloroso.

A minha experiência não se limitou a ser instrutora e professora do Senac. Quando os laboratórios começaram a lançar os produtos dermatológicos para serem aplicados em depilação, formei uma parceria com a química Elza de Menezes. Além de testar os produtos de responsabilidade da minha amiga química, eu viajava a convite de centros de beleza para ensinar as depiladoras a lidarem com eles. Ah, trabalhei numa cooperativa e também montei meu próprio gabinete em casa.

Por que preferi a depilação? Podia ter optado por ser esteticista, tenho formação para isso. Na verdade, a escolha teve a ver com a questão administrativa. Comercialmente, a depilação é mais fácil de administrar. Os produtos duram mais tempo, são mais específicos e de menor diversidade. Dá para controlar melhor e desperdiçar menos.

Uma esteticista é obrigada a trabalhar com uma grande quantidade de produtos diferentes. É produto de limpeza, produto para nutrir a pele, para rejuvenescimento... Um para pele oleosa, outro para pele seca, outro para pele mista... Essa área cresceu demais, é muito produto! Tem sempre novidade e o cliente quer sempre a inovação. Aí, aquele produto que a gente já tinha fica lá, parado, e começa a perder a validade. Acho que o serviço de esteticista, hoje em dia, é mais compensador em clínicas e salões de beleza.

Enfim, para quem quer trabalhar por conta própria e administrar o seu negócio de uma forma mais simples, acredito que a depilação é mais apropriada. Quer dizer, uma profissional de depilação tem grandes chances de ganhar na relação custo/benefício.

Está dado o recado.

nova geração

Especializada em dermatologia funcional, Bianca Ribeiro é dona de uma clínica de estética junto com uma médica dermatologista. Ela nasceu quando Dulce Martins estava se formando pelo Senac, na década de 1970! Bianca, portanto, pertence a uma nova geração que avançou muito na trilha aberta por pioneiras como Dulce. E que não foge das perguntas.

Qual o perfil do cliente de depilação numa clínica de estética?

A minha clientela vai dos 12 aos 70 anos. Gente que simplesmente gosta de ser bem-cuidada. Mas se é para traçar um perfil, pode-se dizer que a clientela de uma clínica de estética é a mulher moderna.
De todas as idades. Por quê? A vida da mulher moderna hoje é tão corrida que fica mais prático deixar alguém cuidar do seu corpo.
O corpo virou o corpo. Alguém tem que cuidar dele. Já não há mais disponibilidade para fazer isso em casa. Porque não se trata só de arrancar os pelos. É preciso ter os produtos, prepará-los, aplicá-los com cuidado e técnica para obter um bom resultado... Quer dizer, tem o antes, o durante e o depois.
Que exigem tempo e concentração. É trabalho! Na clínica, o cliente só tem que agendar e aproveitar o momento para relaxar um pouco, desligar a cabeça. Ao contrário do tratamento estético, que é realmente caro, o preço da depilação é bastante acessível.
A clientela praticamente se vicia...

Fica dependente?

Não no sentido de que depilou uma vez, vai depilar sempre. Mas sim do ponto de vista estético. A atual geração não suporta nada que atrapalhe a estética. O padrão de beleza do momento exige uma pele lisa, bem-hidratada e perfeita. E o pelo é visto como um empecilho imenso para isso. Uma espécie de defeito. Ou seja, não é pra ter pelo! E se tiver que ter algum, só no púbis, pouquinho, bem-desenhado... e olhe lá. Não pode aparecer nenhum pelinho sobrando por fora da calcinha ou do biquíni de praia.

Isso é uma característica da carioca, da mulher brasileira ou da mulher em geral?

Para dizer a verdade, é uma característica bem maior da carioca e da nordestina das cidades litorâneas, onde o clima favorece o uso de menos roupa. As clínicas refletem bem isso. Em São Paulo, por exemplo, as clientes cuidam mais das sobrancelhas, fazendo questão de mantê-las sempre muito bem-torneadas, e da depilação da face em geral. Tanto assim, que a paulistana costuma ter o rosto muito bem-tratado. Já a carioca se liga mais na depilação do corpo.

Como as mulheres se agendam numa clínica? Marcam um dia para uma depilação total?

Ninguém se depila totalmente num único dia. Imagine alguém chegar numa clínica para fazer o corpo todo: perna, virilha, axila, buço, sobrancelha. É uma loucura. No mínimo, vai ficar com ódio da depiladora. Não tem como aguentar. Vira tortura. Normalmente, as clientes que querem ficar ótimas se agendam para serem depiladas uma vez por semana. Quer dizer, depiladas por partes! O que vai depender da cliente, da quantidade e do tipo de crescimento do pelo... A sobrancelha e o buço, por exemplo, crescem mais rápido. O ideal é que sejam depilados toda semana, porque são regiões onde não pode aparecer nem um pontinho... Já o pelo da perna tem que crescer um pouco mais para ser depilado, e por isso dá para esperar mais tempo. Aí, num dia a perna ainda está boa e a axila pode estar começando a ficar peludinha. A coisa varia mesmo. Em média, quem tem mais pelo depila toda semana e quem tem menos, de 15 em 15 dias.

Qual o perfil desejável de uma depiladora profissional de uma clínica de estética?

Em primeiro lugar, por tratar-se de uma profissional que trabalha com estética, ela deve passar uma impressão saudável, higiênica... de acordo com os parâmetros da própria profissão. Além disso, precisa dominar a técnica perfeitamente. Saber noções de anatomia, fisiologia da pele, fisiologia do pelo. Conhecer as doenças, a patologia. Tem que ser uma pessoa preocupada com a assepsia, porque ela vai lidar com partes do corpo que vão ficar expostas. Vai lidar com sangramento, folículo piloso... com alguma patologia. É uma atividade que beira um pouquinho a área da saúde. Na verdade, todo profissional que lida com o corpo precisa ter alguma noção de biossegurança.

Ser uma depiladora profissional requer uma vocação especial?

Acredito que não. Mas é preciso ter uma característica imprescindível: gostar de trabalhar com o corpo do outro! Então, acho que não se trata propriamente de uma vocação. Para mim, depilação é treino.

A depiladora, como qualquer profissional corporal, precisa saber trabalhar com as mãos. Uma pessoa que não tenha uma boa coordenação motora não é a mais indicada para trabalhar na área de estética... Ou seja, ser uma boa depiladora depende menos de vocação e mais de habilidade.

A depiladora deve trabalhar com luvas?

É difícil trabalhar com luvas. Mas há casos e casos. Há depilações que não requerem o uso de luvas, como por exemplo, a de sobrancelhas. Então, não é preciso generalizar, cair no exagero. Embora as luvas devam ser usadas, obrigatoriamente, nas depilações de partes íntimas. Mas se a depiladora estiver com algum ferimento, por menor ou mais insignificante que seja, deve usar luva em qualquer procedimento.

Inibição atrapalha o desempenho de uma depiladora?

Atrapalha. Depiladora e cliente devem ser ambas desinibidas. Uma boa depiladora não deve ter inibição e prefere as clientes desinibidas. Caso contrário, o trabalho é prejudicado.

Qual o comportamento mais recomendável?

O comportamento ético. Numa clínica de estética, ele às vezes é um pouco elástico, no que diz respeito ao relacionamento com o cliente. Talvez por lembrar um pouco o ambiente de salão de beleza, onde as pessoas se descontraem e acabam conversando bastante... Numa clínica, quando uma depiladora faz fofoca, pega mal. Entra aí a ética profissional e a ética como atitude. É preciso lembrar que aquela pessoa é seu cliente e mesmo se por um instante ele faz confidências, é apenas naquele instante. Ponto. Deve-se respeitar o ambiente profissional e não sair espalhando o que foi falado ou o que se viu de excepcional na cabine. Tampouco falar mal dos outros profissionais para o cliente.

Como está o mercado de trabalho para as depiladoras nas clínicas de estética?

Acho que está bom. Ninguém deixa de fazer depilação. Se a cliente enfrenta uma crise financeira, ela corta primeiro outros gastos. E preserva a depilação porque tem a ver com o trato do corpo, com a autoestima. Mas tem muita depiladora preocupada com a depilação a laser, achando que vai perder o emprego nas clínicas de estética.

O laser ameaça as depiladoras tradicionais?

Não. Muitas ficam imaginando que os aparelhos de laser vão acabar com o trabalho delas. Não, não vão acabar. A depilação a laser é um tratamento que só pode ser feito por médicos. E custa caro. Além disso, não é definitivo; minimiza, mas não acaba com os pelos. O laser é mais indicado, por exemplo, para os homens que têm foliculite, porque diminui o volume e a quantidade dos pelos da barba. E por mais que digam "ah, o homem faz depilação", isso ainda é raro. Ele tira um pouquinho de pelo das costas, faz uma barba que incomoda... mas aí, geralmente, prefere a depilação a laser. Estou falando da clientela das clínicas de estética, onde o atendimento de depilação fica numa proporção aproximada de 100 mulheres para cinco homens. Portanto, as depiladoras podem ficar sossegadas.

Sete mandamentos da depiladora

1 • Manter sua aparência saudável, com a pele, as mãos e os cabelos bem-tratados.

2 • Usar roupas discretas e sapatos confortáveis.

3 • Evitar joias e bijuterias que atrapalhem o trabalho.

4 • Inspirar confiança no cliente informando-o, antecipadamente, dos procedimentos para o tipo de depilação que ele deseja fazer.

5 • Ler sobre temas que tenham a ver com a profissão.

6 • Frequentar feiras de lançamento de cosméticos e assistir palestras sobre pele, pelos e depilação.

7 • Ter força de vontade para estar sempre atualizada com as técnicas, os produtos e a moda.

o ambiente é tudo

O local de trabalho

Antes de falarmos sobre a prática da depilação, ainda há alguns detalhes importantes a tratar. Por exemplo: o local de trabalho. Não dá para praticar depilação profissional com o cliente sentado numa cadeira de cabeleireiro e muito menos num sofá de uma sala residencial. Tem que haver um espaço funcional, especialmente reservado para isso, onde caibam devidamente os móveis, os equipamentos, os instrumentos, os materiais e os produtos necessários à atividade. Ou seja, o ambiente ideal deve ter um tamanho adequado, paredes claras, piso lavável – em fórmica, cerâmica ou similar – e uma janela. Além de uma pia (detalhe importantíssimo!) e prateleiras.

Esse espaço seria o ponto de partida para um lugar bem-iluminado, limpo, organizado e fresco. Afinal, a temperatura é fundamental. Suor e falta de ventilação não combinam com higiene e beleza. Veja bem, ninguém está falando em luxo. Apenas do básico e confortável para permitir um atendimento agradável e eficaz.

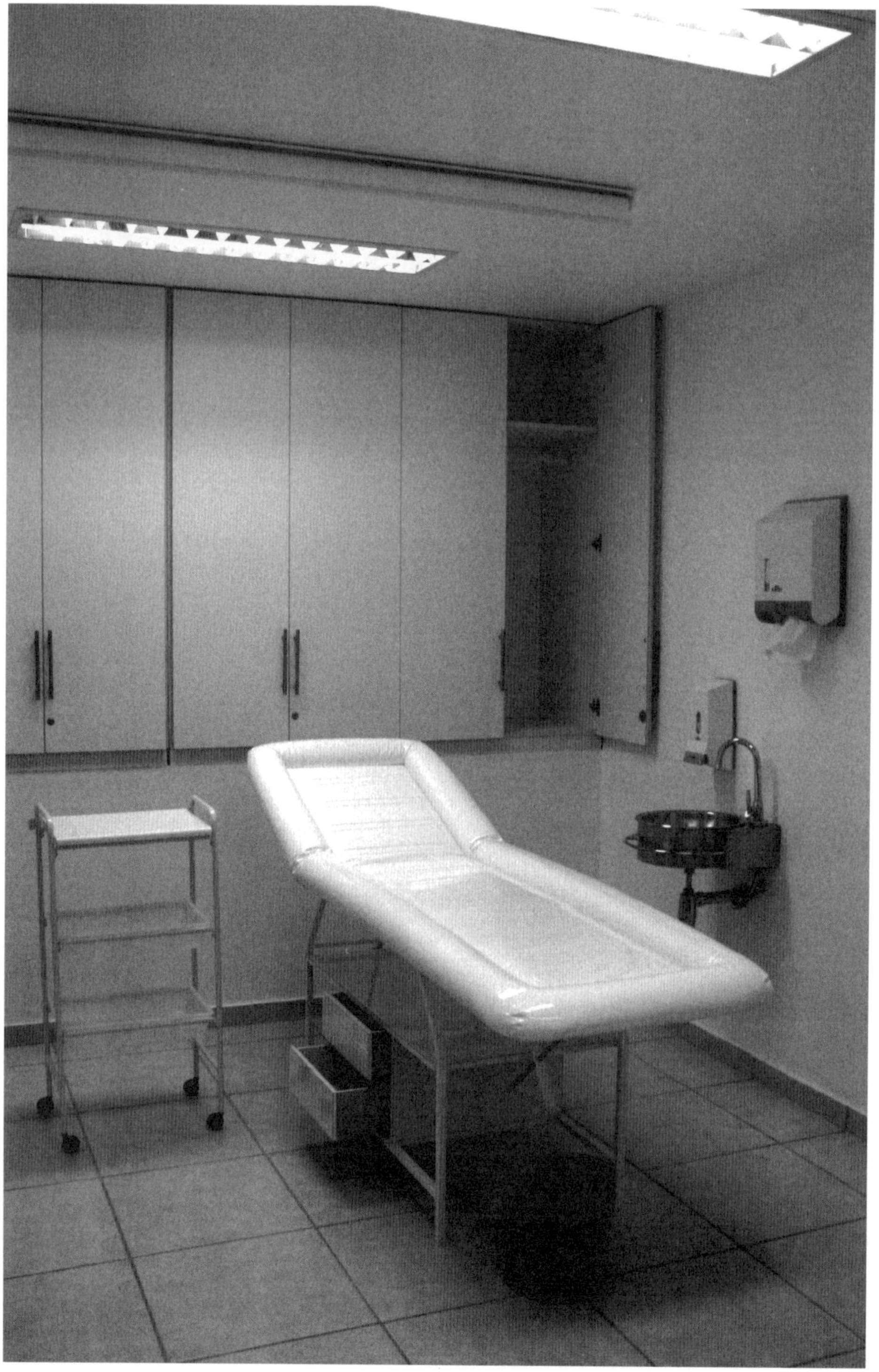

As clínicas de estética e a maioria dos salões de beleza dispõem de uma área com cabines individuais para depilação. Da mesma forma, as depiladoras profissionais que trabalham em sua própria casa também devem ter um cantinho especial para atender seus clientes. E com atrativos, como nos salões. Por que não? Revistas, água, cafezinho, um som ambiente em volume moderado... Vamos lá!

Ambiente

Chão

Nada de chão atapetado. Um chão frio é mais fácil de limpar. E atenção: nunca o deixe molhado, nem use produtos de limpeza que o tornem escorregadio. É acidente na certa. O chão deve ser limpo, desinfetado e antiderrapante!

Iluminação

Recomenda-se luz fria, de mercúrio. Aquela luz branca que evidencia todos os pelos, qualquer manchinha ou probleminha na pele. Não é uma lâmpada barata. Mas compensa em todos os sentidos: consome menos energia, dura muito mais e se torna bastante econômica.

Temperatura

O ambiente deve ser fechado para preservar a privacidade sem, no entanto, prejudicar a circulação do ar. Aí, não tem jeito. Se não há condições financeiras para a compra de um aparelho de ar-condicionado, a solução é investir em ventiladores para refrescar o local.

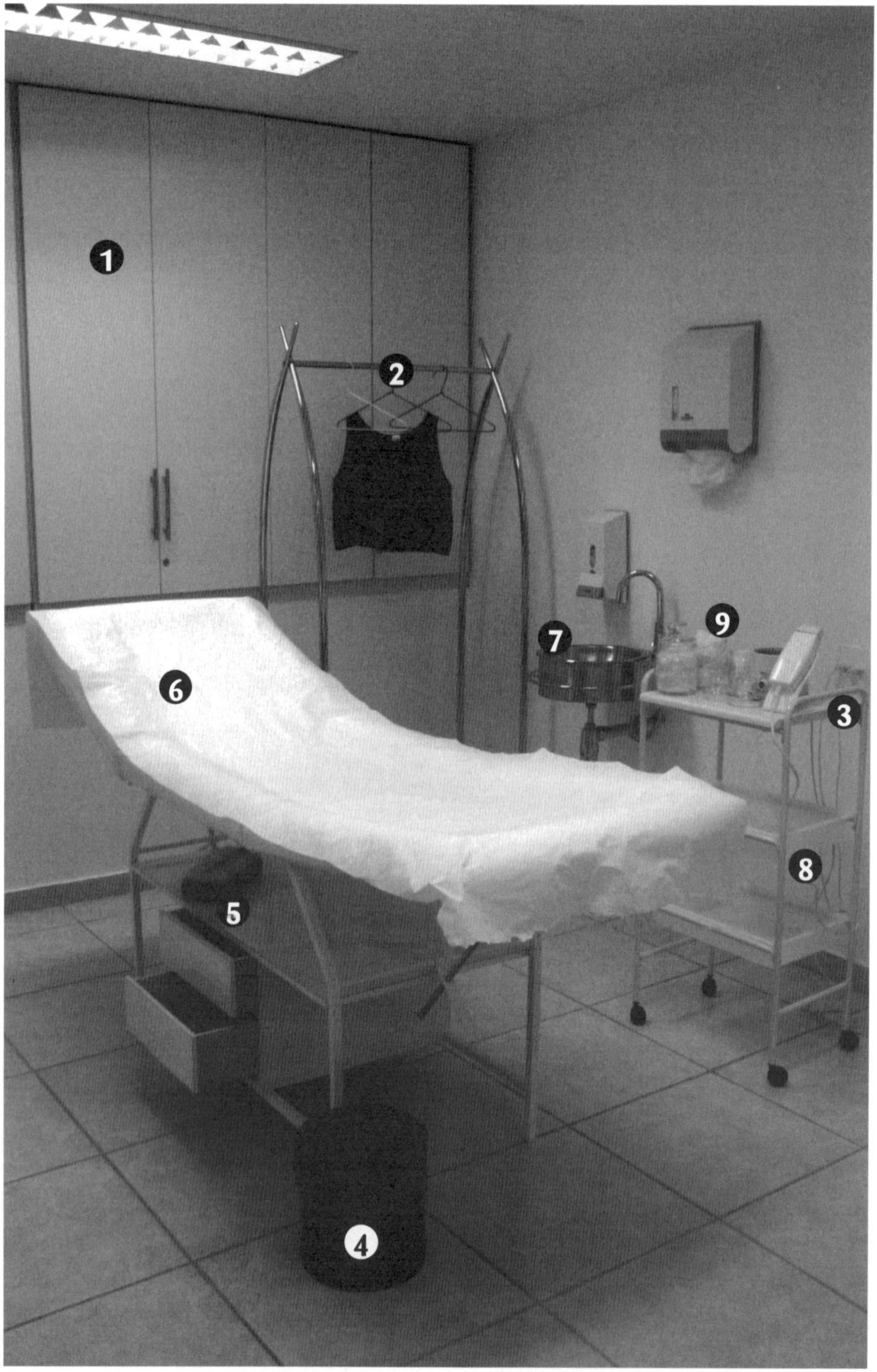
1
2
3
4
5
6
7
8
9

Móveis e equipamentos

1. Armário

Um pequeno armário, de fácil limpeza diária, é indispensável para acomodar todos os instrumentos, materiais e produtos usados no serviço de depilação.

2. Cabide

Providencie um cabide (de pé) para o cliente pendurar suas roupas.

3. Carrinho auxiliar

Serve como base para os instrumentos, os materiais selecionados e as porções de produtos necessárias para o serviço do momento. Funciona como um armário móvel auxiliar, que pode ser facilmente transportado para a posição mais adequada. É imprescindível para facilitar a mobilidade, o que torna mais rápida a atividade da depiladora.

A maioria desses carrinhos possui estrutura de metal. Por isso, ao limpá-lo com um pano úmido, não se esqueça de secá-lo muito bem para que não enferruje.

4. Cesto de lixo

É indispensável uma pequena lixeira portátil, com tampa e pedal. Daquelas que a gente abre com o pé. Use um saco plástico dentro do cesto. Além de ser mais higiênico, facilita a remoção do lixo – basta retirar o saco plástico com o acúmulo e colocar outro saco vazio, limpo. No fim do dia, lave o cesto com um desinfetante.

5. Fichário

Toda depiladora profissional deve ter um pequeno fichário para guardar as fichas de diagnóstico de seus clientes.

6. Maca

Ela costuma ser o centro das atenções. E não é à toa. É nela que o cliente vai se deitar e relaxar para se entregar aos cuidados da depiladora. Existe uma grande variedade de macas nas lojas especializadas. Algumas são fixas na posição horizontal, outras podem ser gradativamente inclinadas até virarem quase cadeiras. E tem até as portáteis. Mas são importantes, também, a qualidade, a durabilidade e o conforto. E mais, a escolha do modelo deve ser de acordo com o espaço de que se dispõe. O ideal é que a maca não fique encostada à parede, para permitir à depiladora movimentar-se livremente em torno do cliente. Limpe a maca com algodão e álcool a 70% ou cloro.

7. Pia

Sem pia, não dá para pensar no restante. A cada atendimento, você precisa lavar as mãos e alguns dos seus instrumentos de trabalho. Instale a pia num ponto de fácil acesso, sem atrapalhar a passagem. Mantenha-a sempre limpa. Use um bom desinfetante uma vez ao dia ou sempre que houver necessidade.

8. Prateleiras

Algumas prateleiras são necessárias porque servem para expor os produtos que são utilizados, facilitando o acesso a eles. Ao mesmo tempo, expostos nessas prateleiras, eles também ficam ao alcance dos olhos de quem vai ser depilado. O que estabelece uma relação de confiança entre você e seu cliente. Mas atenção: elas não podem nunca estar sujas, nem empoeiradas...

9. Recipientes

Sem recipientes apropriados para guardar cada coisa em seu lugar, não dá para se organizar. Então, compre potes específicos para guardar algodão, gaze e outros materiais. Para evitar qualquer tipo de contaminação, mantenha-os tampados e lave-os, periodicamente, com água e sabão. Você pode utilizar também um pano embebido em clorexidina para a limpeza.

atenção ▸ **Geralmente a escadinha é comprada em conjunto com a maca, mas já existem modelos de macas que dispensam seu uso. Se for necessário comprá-la, prefira uma pequena, de dois degraus. Sua limpeza é simples: passe um pano úmido e, depois, seque-a bem, pois sua estrutura é de metal.**

Aparelhos, instrumentos especializados e suas qualidades

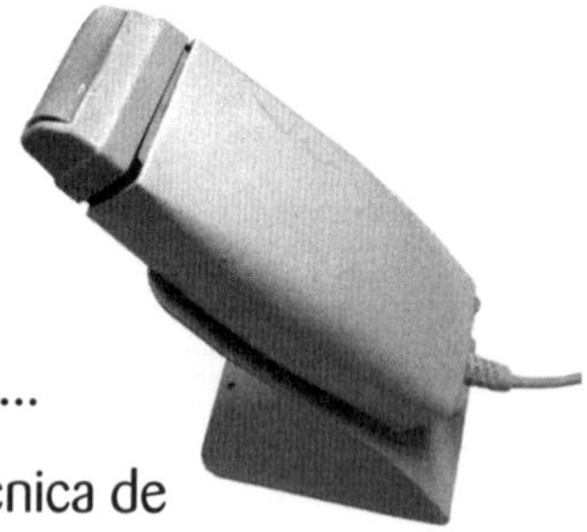

Aparelho *roll-on*

O *roll-on* surgiu no Brasil há uma década... e pode ser considerado um marco na técnica de depilação. Trata-se de um pequeno aquecedor de fácil manuseio. Ele aquece uma cera especial que vem acondicionada em um refil de plástico. Em uma das extremidades do aparelho existe uma estrutura que rola, permitindo a aplicação da cera aquecida numa temperatura morna (de 36° a 38°C). Com uma vantagem a mais: essa cera é espalhada de maneira rápida e uniforme, em camadas finas, na área a ser depilada: pernas, costas, peito ou região glútea. Outra vantagem: por possuir um termostato, o aparelho mantém a cera na temperatura ideal, diminuindo o risco de queimaduras.

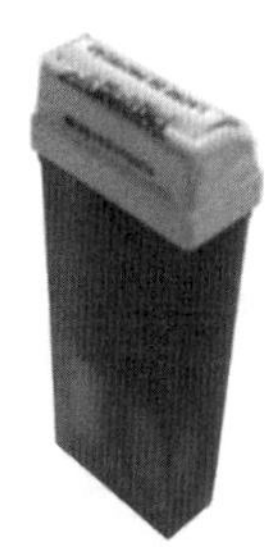

atenção ▸ **Nunca use o *roll-on* diretamente sobre a pele do cliente, para não correr o risco de contaminar o refil.**

Apesar de ser o método mais rápido de depilação com cera, o *roll-on* não elimina a dor... E os pelos mais resistentes, como acontece nos outros métodos, também devem ser retirados com cera convencional ou pinça.

Para limpar um roll-on, passe um chumaço de algodão umedecido em álcool. Faça isso com frequência para a cera não acumular. Mas nunca passe álcool no refil, somente na parte externa do aparelho.

Escova para sobrancelhas

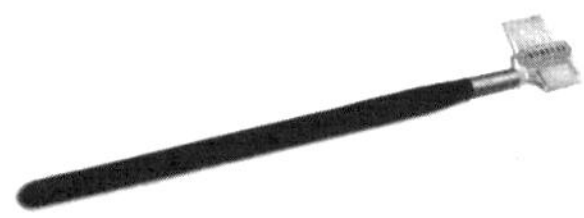

Já existe a escovinha própria de sobrancelhas. Ela escova e penteia as sobrancelhas dando-lhes forma antes, durante e depois da depilação. Muitas profissionais ainda preferem uma escova de dentes novinha, de cerdas bem macias. Funciona. A lavagem da escova deve ser feita com água e sabão ou cloro.

Espátula

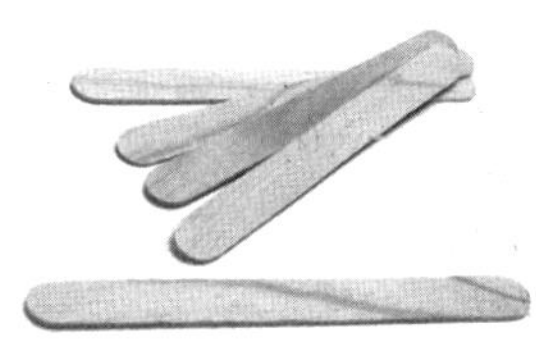

Com um cabo e uma lâmina sem gume, a espátula serve para pegar a cera pronta para ser aplicada e espalhá-la sobre a pele do cliente. Prefira as espátulas de madeira.

A espátula usada no manuseio da cera quente deve ser imediatamente descartada. As usadas com cera fria, por não entrarem em contato com a pele, podem ser reaproveitadas se lavadas com água, sabão e escova, e desinfetadas com álcool a 70% ou cloro.

Lupa

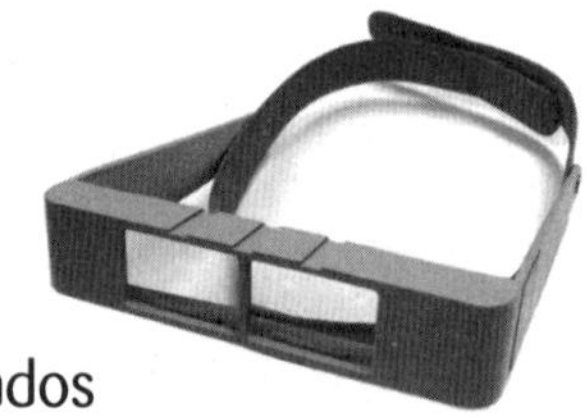

Trata-se de uma lente de aumento, muitas vezes necessária para observar melhor os pelos encravados e algumas irritações na pele.

Ao lavar a lupa, com água e sabão, cuidado para não arranhar a lente.

Micro-ondas

Se você preferir e tiver condições, em vez de comprar a panela elétrica, pode adotar um micro-ondas para aquecer as ceras. É rápido e prático.

Palitos de madeira

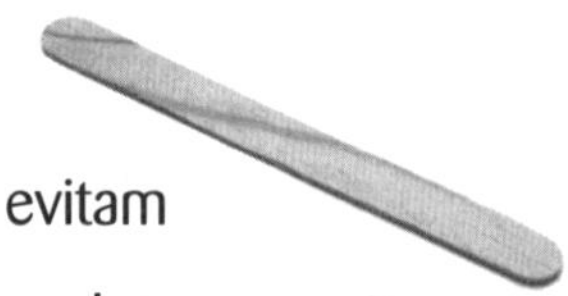

Não há como dispensá-los. Os palitos de madeira evitam o contato direto de suas mãos com os diferentes produtos que são manipulados durante o atendimento ao cliente. Para cada produto há, geralmente, um palito mais adequado. Não improvise e não reutilize os palitos usados. Usou, jogue fora.

Panela elétrica (termocera)

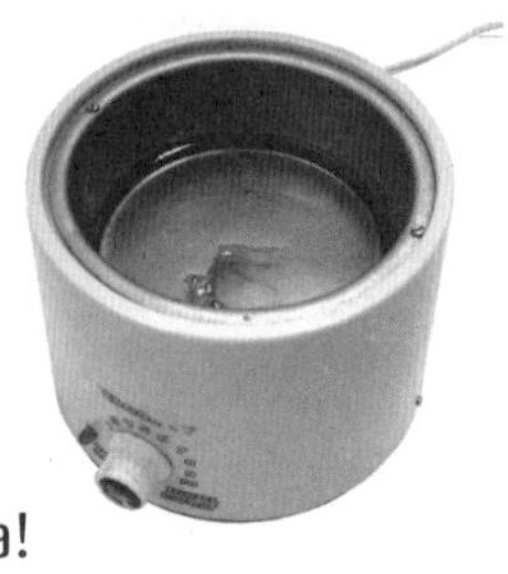

Aquela antiga imagem do fogão a gás portátil de duas bocas, para aquecer ou derreter a cera dentro de panelas de alumínio, foi substituída pela termocera!

Ela é uma panela elétrica concebida especialmente para derreter e aquecer a cera de uma forma muito mais prática e segura. E é de fácil limpeza.
Ao comprá-la, prefira um modelo com termostato, que permite a manutenção da temperatura ideal do produto. Outra qualidade da termocera: ocupa menos espaço.

> *Na hora de limpar, faça-o enquanto a termocera ainda estiver quente, passando um algodão embebido em álcool. Para secar, use papel-toalha ou algodão.*

Papel-celofane ou papel-tecido

O processo de aplicação da cera fria é bastante diferente do da cera quente. Para retirar os pelos, a cera fria precisa ser aplicada em um pedaço de papel-celofane ou papel-tecido. Há embalagens que trazem esse material já cortado. É totalmente descartável.

Pau de laranjeira

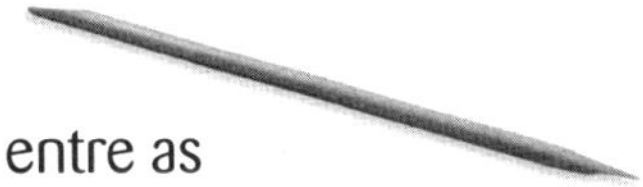

O pau de laranjeira tem várias utilidades, entre as quais o de espátula na retirada de pelos das sobrancelhas, definindo o formato e o tamanho delas. Também é utilizado na depilação de narinas e da região anal.
Deve ser descartado após o uso.

Pinça

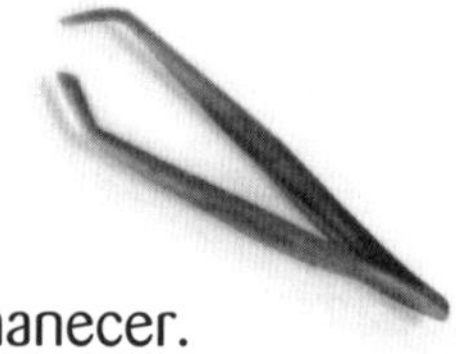

Continua sendo indispensável. Mesmo depois da aplicação da cera, alguns pelos teimam em permanecer. É aí que a pinça entra, exterminando um a um. Atenção: só serve uma pinça de excelente pinçamento, daí ser recomendável testá-la antes de comprar. Como não é um instrumento descartável, a pinça deve ser lavada e desinfetada com clorexidina após o uso em cada cliente.

Tesoura

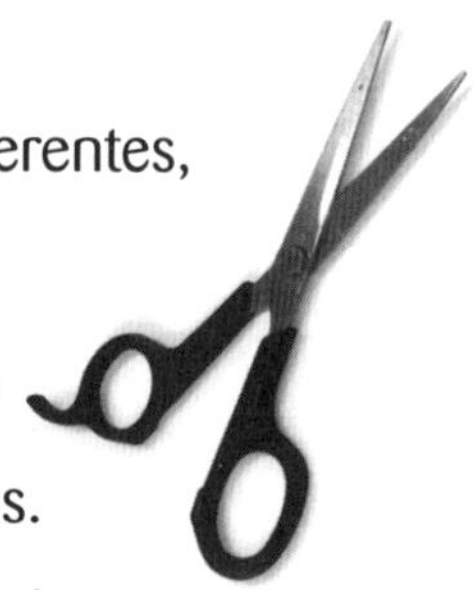

Imprescindível. Tenha mais de uma, em tamanhos diferentes, de metal e com as pontas arredondadas para evitar acidentes. São necessárias para cortar papel-celofane e para aparar os pelos dos clientes, entre outras coisas. Após ser usada em um cliente, deve ser lavada e desinfetada com clorexidina.

Quem nunca apelou para uma lâmina de barbear naqueles dias de sol, quando não dá mais tempo de marcar uma depilação, que atire a primeira pedra. Esse e outros métodos, como os aparelhos de barbear e os depiladores elétricos, são práticos, mas caseiros – servem apenas para "quebrar o galho". Não são usados na depilação profissional.

Lâminas • Elas são velhas de guerra... literalmente. As lâminas de barbear se popularizaram durante a Primeira Guerra Mundial, quando cada soldado norte-americano recebeu um aparelho de barbear com giletes. Até então, os homens só faziam a barba com navalhas. Em casa ou em barbearias! Mas quando as mulheres começaram a depilar as pernas, adotaram também o método rápido, econômico e indolor das lâminas.

Hoje existem aparelhos desse tipo específicos para depilação feminina de axilas, pernas e virilhas. De vários formatos e cores. Fosforescentes, com estrelinha, coraçãozinho... Ao gosto da freguesa. Tem até espuma de "barbear" (leia-se de depilação) para mulheres. Mas o resultado nunca é igual ao da depilação que arranca o pelo pela raiz, deixando a pele completamente lisa.

Quanto ao mito de que o uso da gilete engrossaria os fios, não há comprovação científica de que isso seja verdade. Acontece que a lâmina corta a haste dos pelos sobre a pele, não mexe na raiz e eles crescem rapidamente, dando a impressão de estarem grossos. Na realidade, após a poda, ficam mais viçosos. A recomendação é que se use uma lâmina nova a cada vez.

Aparelhos de barbear elétricos • Esses aparelhos produzem movimentos rotativos das lâminas que, ao entrarem em contato com a pele, cortam o pelo com rapidez, mas sem arrancar a raiz. Um aparelho elétrico proporciona uma depilação rápida e indolor, sem danificar demais a pele. Embora, se não for utilizado corretamente, possa causar microcortes como qualquer aparelho de barbear. Deve ser usado sobre a pele seca.

> *Siga sempre as instruções de uso dos aparelhos.*

Depiladores elétricos • Os depiladores elétricos têm um tipo de escova rotativa que prende os pelos, arrancando-os pela raiz. Ai!... É um método muito doloroso. Indicado para as pernas, embora alguns aparelhos mais modernos já possam ser usados nas virilhas.

Outros materiais

Avental ou jaleco

Uma depiladora de avental ou jaleco protege sua própria roupa e ganha uma aparência de fácil identificação profissional. Escolha os de modelos bem práticos e confortáveis, de preferência em tecido de algodão, por ser mais fresco, e em cores claras. Tenha vários, para estar sempre com um aspecto impecável, e vista um lavado e passado todos os dias.

Escova para as mãos

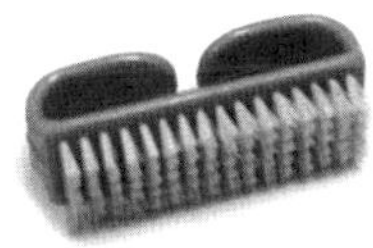

É um utensílio de higiene. Uma pequena escova facilita a limpeza de suas mãos, já que alguns produtos são mais difíceis de ser removidos da pele e de sob as unhas. Após o uso, a escova para as mãos deve ser lavada com bastante água e sabão. E secada.

Lençóis

O colchão da maca de depilação geralmente é de plástico. Para maior conforto do cliente, é interessante forrá-lo com um lençol de tecido de algodão. E por uma questão de higiene, recomenda-se recobri-lo com um outro lençol, descartável, que deve ser trocado a cada cliente e jamais ser reaproveitado. Os lençóis descartáveis são vendidos a metro. Os de tecido, quase sempre, por peça. Evite os estampados. Os lisos e de cores claras impressionam melhor porque a limpeza fica mais evidente.

atenção ▸ **Os lençóis de tecido devem ser lavados diariamente.**

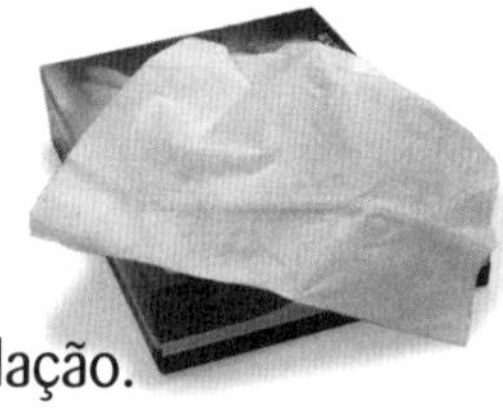

Lenços de papel

Descartáveis, têm diversas utilidades na cabine de depilação. Escolha lenços macios e que não irritem a pele dos clientes.

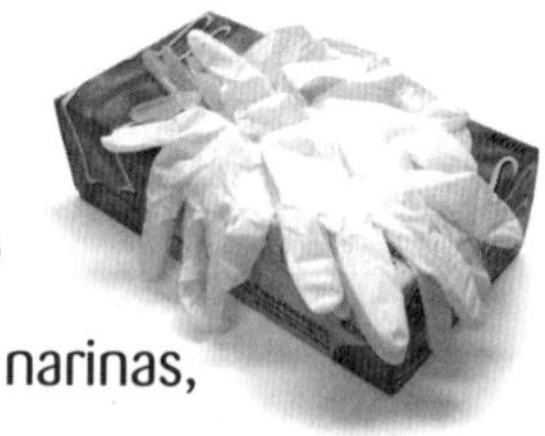

Luvas

Há certos tipos de depilação cujo procedimento não dispensa o uso de luvas. Por exemplo: depilação de narinas, virilhas e região anal. Após cada uso, as luvas devem ser descartadas.

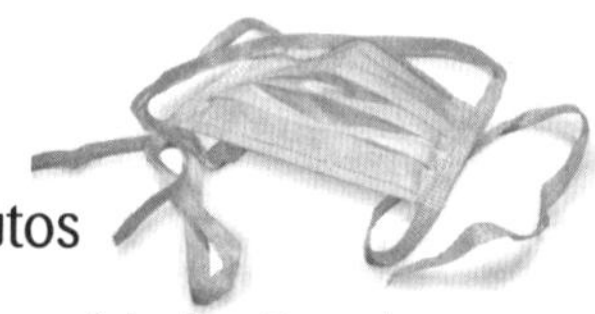

Máscara descartável

Não se constranja em usá-la. A aspiração de produtos químicos e a proximidade do cliente justificam esse cuidado. Em alguns estados brasileiros, a vigilância sanitária exige sua utilização.

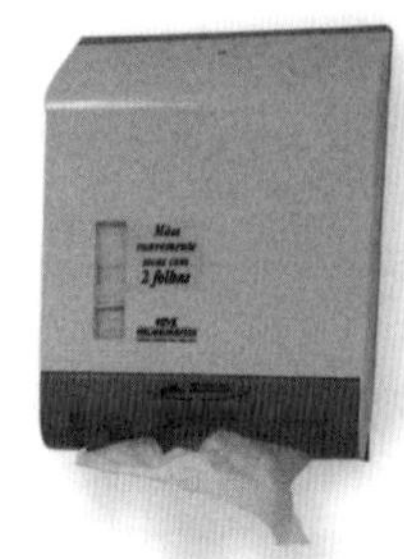

Papel-toalha

Descartável e tem mil e uma utilidades.

Toalhas

As toalhas de tecido são importantes tanto para a higiene como para proteger as partes do corpo que não serão depiladas. Garantem a privacidade do cliente e permitem que você se sinta mais à vontade. Prefira toalhas brancas ou de cores claras, e procure as mais macias.

atenção ▸ **As toalhas devem ser trocadas a cada cliente e, como os lençóis de tecido, lavadas diariamente.**

Produtos para vários métodos de depilação

Nos últimos cinco anos, nosso mercado de cosméticos cresceu 7,5%. Mais. De acordo com as últimas pesquisas do setor, o Brasil é o sexto maior mercado para produtos de beleza no mundo! Mas, como reconhecer e usar um bom produto corretamente? O assunto é tão sério que já existe a cosmetologia... E a cosmetologia é exatamente a ciência que estuda a composição, a fabricação e o modo de usar os produtos de embelezamento. Quer dizer, dos produtos que cuidam da pele sadia e também previnem, corrigem ou ocultam alterações que comprometem sua superfície.

Faz parte da natureza do próprio serviço uma depiladora profissional se interessar por essa nova ciência denominada cosmetologia. E insistir na pergunta: como reconhecer e usar corretamente um bom produto? Hoje em dia, tornou-se menos difícil o reconhecimento de um bom produto na hora da compra. Basta que a primeira preocupação seja a de ler o rótulo para verificar se ele tem registro no Ministério da Saúde e se o fabricante é uma empresa idônea. Além disso, é preciso conferir os princípios ativos contidos nesse produto e sua data de validade. Um bom produto deve ter a aprovação da vigilância sanitária do Ministério da Saúde. Por isso, os produtos caseiros e alternativos devem ser evitados.

Para minimizar os riscos de alergias e outros problemas, leia e siga as especificações do fabricante do produto, informando-se a respeito dos possíveis efeitos colaterais e contraindicações. Então, está dito. Optar de preferência por produtos neutros e de boa qualidade ainda é o mais recomendável. Mas atenção: antes de aplicar qualquer produto, por mais indicado que seja, analise a pele do cliente. E – está lembrada? – hoje em dia, a profissão de depiladora exige estudo e atualização constantes, pois lida com produtos químicos e conhecimentos específicos para aplicá-los.

Cera fria

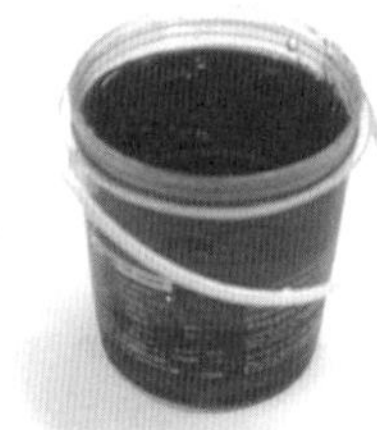

A cera fria industrializada é um produto químico à base de sacarose. Já é vendida em "bandas" prontinhas (como se fossem tiras largas de esparadrapo) para serem aplicadas diretamente sobre as pernas. Para retirá-las, basta um puxão brusco no sentido inverso ao do crescimento dos pelos. É fácil de manusear, mas exige pelos compridos. E técnica para não arrebentá-los.

Pode-se comprar também a cera fria para ser espalhada com uma espátula sobre o papel-tecido ou papel-celofane – vendido também em embalagens contendo folhas cortadas no formato adequado para a aplicação. Cuidado: por ser muito aderente, a cera fria requer uma pele resistente. Ou seja, pele de pernas e braços. Nada de aplicá-la em outras partes como axilas, virilhas, peito, costas ou região glútea...

Cera quente

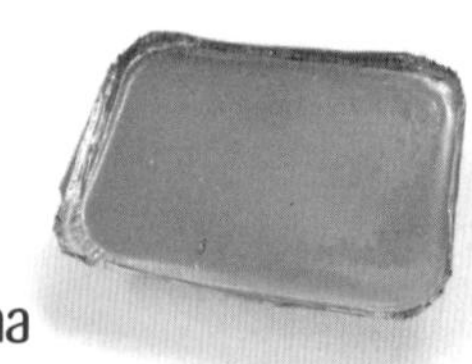

A cera quente química leva parafina, breu, cera virgem, glicerina, estearina e corante. Pode ser comprada em forma de pérolas ou em pequenos blocos. Deve ser aplicada em consistência gelatinosa. Para isso é necessário aquecê-la no micro-ondas ou na panela elétrica. Por conter breu e glicerina, esse tipo de cera costuma irritar a pele. Em contrapartida, a cera quente atenua a dor durante o processo depilatório. Na verdade, o calor dilata os poros, facilitando a retirada dos pelos grossos. A cera quente não é indicada para clientes com pele muito sensível e com microvarizes ou tendência a tê-las, pois o calor pode provocar queimaduras e dilatar os vasos.

Se houver irritação da pele na depilação com cera quente, novas tentativas poderão causar inflamação e deixar cicatrizes. Nesse caso, tente outro método.

Produtos de limpeza de pele

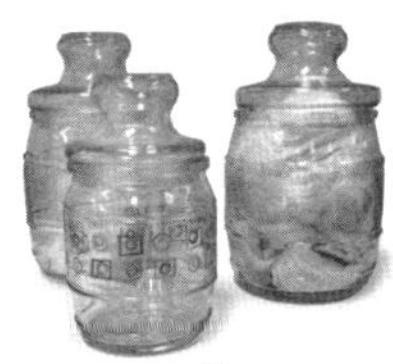

A pele precisa estar totalmente limpa antes de qualquer depilação. Para tanto, a depiladora deve ter à mão produtos específicos para retirar a gordura e oleosidades naturais, cremes, desodorantes ou quaisquer outros resíduos da pele do cliente, antes de iniciar a depilação. Existe uma série de produtos antissépticos com esse objetivo, em forma de sabonete líquido, gel ou loção.

Talco

Indispensável para proteger a pele, porque além de amenizar o calor, absorve a umidade e impede que a cera grude demais na área que está sendo depilada. Um talco antisséptico sem perfume para evitar alergias é o mais aconselhado.

Cremes, géis e *sprays* depilatórios

Os métodos de depilação com cremes, géis e *sprays* não estão superados. Ao contrário, estão mais aprimorados. Não causam mais a irritabilidade que causavam e perderam aquele odor tão desagradável que tinham antigamente. O que é ótimo, pois para uma viagem e situações de emergência eles continuam dando conta do recado. Há cremes específicos até para peles mais sensíveis. E existe também a cera vegetal industrializada com aloe vera, que é mais suave, apropriada para peles mais sensíveis.

Quer dizer, são produtos que funcionam muito bem, tanto para a depilação de pernas, como de virilha e buço. Basta passar o produto sobre os pelos e retirá-los em seguida. Esse método dissolve a haste do pelo aproximadamente um milímetro abaixo da pele, mas não mexe na raiz. Ou seja, o efeito dessa depilação dura um pouco mais do que o da lâmina, mas agride menos a pele. No entanto, ela não é eficaz em pelos grossos.

> *Se o cliente apresentar alguma alergia durante a depilação, interrompa imediatamente o processo. E oriente o cliente a procurar ajuda médica, caso a reação não desapareça em 24 horas.*

Removedor de cera

Produto necessário e próprio para a retirada de resíduos de cera da pele, após a depilação.

Loção adstringente

Esse tipo de loção tem a finalidade de fechar os poros, ajudando a evitar as infecções. É usada logo após a depilação.

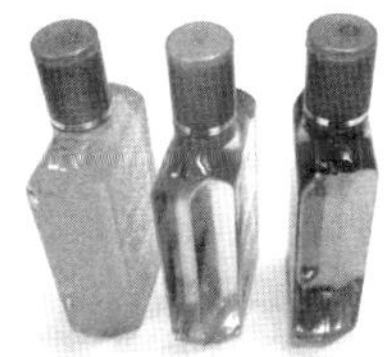

Creme hidratante, gel refrescante, loção ou gel descongestionante

Depois da aplicação de uma loção adstringente, a hidratação é muito importante, principalmente para quem tem pele sensível. Um creme ou um gel específicos atenuam as irritações, acalmando e hidratando a pele. Assim como loções ou géis descongestionantes.

Higiene e limpeza geral

Água e sabão

Sem água e sabão, nada feito...

Álcool

Exterminador de micróbios. Serve para desinfetar utensílios, móveis e equipamentos. Ajuda a remover a cera da pele.

Clorexidina

Antisséptico mais forte que o álcool. Age matando bactérias, microbactérias e fungos.

Sabonete líquido

Indicado para a assepsia das mãos da depiladora antes e após a depilação e, em alguns casos, para a assepsia da região a ser depilada.

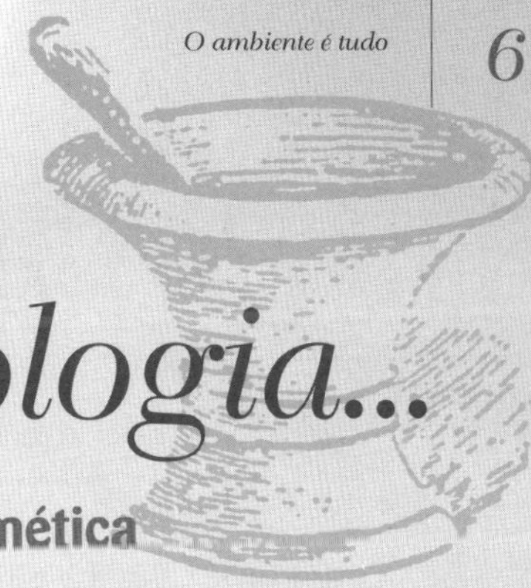

por falar em cosmetologia...

Alguns princípios ativos da dermatocosmética

arnica • Possui ação anti-inflamatória.

azuleno • Age como anti-inflamatório, descongestionante e dá brilho à pele. É extraído da camomila.

camomila • Contém ação tônica, cicatrizante, regeneradora e anti-inflamatória.

cânfora • Possui poder calmante e refrescante, ativando a circulação superficial após breve aquecimento.

centelha asiática • Age nas lesões cutâneas como cicatrizante e é largamente utilizada no combate à celulite.

cera branca de abelhas • Ajuda a suavizar a pele.

hamamélis • Tem função adstringente e calmante. Ajuda a equilibrar o excesso de oleosidade da pele.

lanolina • Age como lubrificante.

malva • Atua como calmante em peles sensíveis e irritáveis. Ótima para combater o eritema solar.

mentol • Usado em loções e géis após barba e após depilação, para acalmar e refrescar a pele.

amêndoas doces • Seu óleo é um excelente hidratante.

própolis • Possui odor balsâmico, ação bactericida, antibiótica e regeneradora.

o dia a dia da depiladora

Está lembrada da recomendação da boa aparência? Pois então... Não há como uma depiladora profissional começar sua agenda de trabalho correndo, descabelada, e suada! E com sua cabine de trabalho suja. Seria mesmo um contrassenso. Portanto, é preciso que a faxina do gabinete tenha sido feita anteriormente, assim como a higienização dos instrumentos.

Quem trabalha com beleza e saúde deve estar sempre limpo, com uma aparência de frescor e tranquilidade. Ou seja, se atua num salão de beleza ou numa clínica de estética, é recomendável chegar 30 minutos antes da hora marcada para seu primeiro cliente do dia. Afinal, você vai necessitar de um tempinho para se preparar e se organizar. E, a partir daí, ficar totalmente disponível para a prestação do serviço.

Se você trabalha em casa, a recomendação é a mesma. Nada de querer adiantar o almoço perto do horário marcado para o cliente e atendê-lo com as mãos cheirando a alho, por exemplo. Ou lavar uma louça ou uma roupa e ficar com as mãos ressecadas por ter mexido com detergente ou sabão em pó. Ou ainda fumar e ficar impregnada com o cheiro do cigarro. Como irá se aproximar do seu cliente se você estiver com algum odor desagradável? Não pode.

Então tá. Mas também não pode usar perfume forte. Melhor nem usar, qualquer que seja. Sabe-se lá o gosto do cliente? E se é alérgico? Falando sério... Você e tudo à sua volta têm que produzir uma agradável sensação de leveza e suavidade no ar respirado. Se você quer investir e ser bem-sucedida como uma depiladora profissional, esforce-se para isso.

Muito bem. Agora, imagine-se de banho tomado, pele hidratada, adequadamente vestida, calçada com sapatos confortáveis, cabelos penteados (cabelos compridos jamais devem estar soltos) e com uma leve maquiagem. Imaginou? Então, é só começar.

1 • Lave as mãos com sabonete líquido antisséptico.

2 • Prepare a maca. Após uma assepsia com algodão e clorexidina, forre-a com um lençol de tecido e recubra-a com um lençol descartável. Sobre o último, deixe uma toalha dobrada para cobrir o cliente.

3 • Arrume o carrinho auxiliar. Mas, antes, desinfete-o com álcool e coloque-o ao lado da maca. Verifique se seus instrumentos de trabalho estão limpos e em condições de uso e coloque-os no carrinho. Reúna os produtos que serão utilizados, a panela termocera e o aparelho *roll-on* e coloque-os no carrinho também.

4 • Pegue a tesoura e recorte o papel adequado na quantidade e nos tamanhos necessários para a depilação que você vai fazer com cera fria. Mas, se puder comprar papel-celofane ou papel-tecido naquelas embalagens em que o papel já vem cortado num tamanho padrão, menos trabalho para você. E menos ainda se você tiver comprado as "bandas" prontas. No caso, o mais importante é que o papel recortado ou as "bandas" fiquem à mão, no carrinho auxiliar.

5 • Verifique se o cesto de lixo está limpo, ponha um saco plástico dentro dele e coloque-o próximo à maca.

atenção ▸ **A cada novo cliente, todos os procedimentos de higiene e assepsia devem ser repetidos.**

Agora é que são ceras...

Pronto! E agora? Passemos à etapa seguinte, que tem a ver com a preparação da cera. Se você vai usar cera quente, trata-se de uma etapa importantíssima! Por quê? Por uma simples e tremenda razão: não dá para o cliente ficar esperando o aquecimento da cera até ela adquirir o ponto certo para ser aplicada. Portanto, ponha a quantidade de tabletes de cera industrial (para ser utilizada quente) necessária na panela termocera e ligue o aparelho no máximo de sua capacidade para derreter todo o produto de forma rápida. Quando os tabletes estiverem derretidos, sem ferver, reduza a temperatura até a cera atingir o ponto gelatinoso exato. Atenção: a cera não pode ser fervida. Lembre-se da demonstração prática de sua professora... E da vantagem do termostato da panela elétrica, que manterá a temperatura ideal constante.

atenção ▸ **Nunca reaproveite a cera depilatória.**

E a cera fria? Utilizando-se a cera industrializada, seu preparo é simples. Com um palito de madeira, retire um pouco da cera do recipiente, espalhando-a entre duas tiras de papel-celofane ou papel-tecido, já recortadas. Pressione com as palmas das mãos para que a cera se espalhe e componha uma camada fina, formando as "bandas" que serão aplicadas sobre a pele do cliente. Mas atenção: como a cera fria gruda nas mãos, ela não deve atingir as bordas do papel para não dificultar a sua utilização. Se isso acontecer, neutralize a cera nas bordas usando talco. Outra coisa. Para fazer as "bandas" de papel-celofane ou papel-tecido, recorte-o em vários tamanhos – pernas e coxas: 14 x 10cm; virilhas e axilas: 7 x 5cm; laterais do rosto: 5 x 5cm; buço: 2,5 x 5cm.

Além das ceras quente e fria, você precisa aprontar também a cera para a depilação *roll-on*. Não tem complicação: introduza o refil no interior do aplicador-aquecedor, deixando-o ligado na tomada por aproximadamente 20 minutos até atingir a consistência e a temperatura ideais para a aplicação.

> *Na depilação com cera, use apenas produto novo. A reutilização traz sempre o risco de contaminação por bactérias ou fungos.*

Agora, só falta o cliente chegar. Prepare-se emocionalmente para recebê-lo. A empatia é o princípio de tudo num relacionamento profissional. Controle qualquer ansiedade e procure recepcioná-lo de maneira educada e de bom humor. Mas sem afetação ou alegria exagerada, porque pareceria meio falso, além de ser totalmente inoportuno. Afinal, trata-se de uma simples sessão de depilação, não de uma festa! E é muito importante que o cliente se sinta à vontade, confiante... Faz parte da própria natureza do trabalho.

A depiladora deve encarar esse aspecto com muita seriedade. Como já foi dito no capítulo anterior, o bom resultado do serviço vai depender muito de sua capacidade de articulação, de se relacionar... Porque, em primeiro lugar, você precisa perceber e entender as expectativas do cliente. Depois, deve explicar a ele direitinho os métodos e procedimentos da depilação desejada, e obter sua concordância. Acredite, qualquer falha nessa comunicação com o cliente pode, realmente, provocar insatisfações, problemas ou encrencas bastante desagradáveis.

Não existem receitas precisas. Mas, em resumo, aí vão as sugestões mais recomendadas de como uma depiladora profissional deve se comportar em seu dia a dia.

- Receba o cliente com simpatia, pergunte sobre o serviço desejado e dê as informações necessárias.

- Acompanhe o cliente até a cabine, indicando-lhe a maca. Peça-lhe, se for o caso, para se despir, indicando-lhe onde colocar a roupa e os demais pertences. Mostre-lhe a toalha ou a bata descartável com a qual ele poderá se cobrir e, assim, diminuir quaisquer constrangimentos. E a calcinha descartável, se necessário.

- Ajude o cliente a se acomodar corretamente na maca. Se a depilação for de sobrancelhas (obviamente, não haverá necessidade de ele se despir), recoste-o para que ele fique com a cabeça confortavelmente apoiada.

- Lave as mãos na presença do cliente para lhe transmitir maior confiança.

- Observe discretamente as condições da pele e do pelo do cliente e faça um diagnóstico, registrando-o em uma ficha. Se o cliente é antigo, consulte sua ficha e anote qualquer novidade. As fichas com dados pessoais dos clientes são imprescindíveis. Elas dão maior segurança ao profissional quanto ao método a ser empregado. E tranquilidade ao cliente no que diz respeito ao controle de sua saúde e seu bem-estar.

Escolha o método de depilação de acordo com a espessura do pelo e a região a ser depilada. Em seguida, converse com o cliente sobre essa escolha.

Por falar em ficha de diagnóstico, cabe aqui a pergunta: quais os dados que essa ficha deve conter?

1. Dados pessoais (nome, data de nascimento, profissão ou ocupação, endereço e telefone).
2. Data do serviço.
3. Áreas depiladas.
4. Tipo de pelo das áreas depiladas.
5. Métodos usados e tipos de pelo correspondentes a cada área.
6. Condições da pele (de alta sensibilidade, apresentando cicatrizes, manchas, irritações etc.) nas áreas depiladas.
7. Resultado de teste alérgico.
8. Observações sobre aspectos que possam interferir, indiretamente, no processo de depilação.

atenção ▸ **Lembre-se de guardar a ficha de diagnóstico do cliente no fichário específico.**

quanto **custa** *ser uma depiladora?*

Ganhos

Ninguém melhor para falar do desempenho da profissão em salões de beleza e dar algumas informações de bastidores revelando as normas que vigoram nesses lugares do que Alessandra Brito, 32 anos, depiladora profissional e professora do Centro de Tecnologia em Beleza do Senac-Rio, em Copacabana. Geralmente, quando a depiladora entra com o serviço e o salão com todo o resto, ela fica com 30% a 40% do que faturar. Porém, se nesse tipo de parceria a depiladora utilizar material próprio, cabendo ao salão entrar com o espaço, a maca e a clientela, o negócio fica meio a meio: 50% para cada um.

O que é mais vantajoso? Quem está começando no ofício e ainda não tem dinheiro para investir na compra de equipamento e produtos dificilmente vai conseguir obter mais de 40% de lucro. Mas, durante esse período, estará adquirindo experiência e – quem sabe? – de grão em grão... Na verdade, qualquer trabalho, para ser bem-sucedido, exige um tempo de "vacas magras" e muita perseverança. Não tem jeito.

atenção ▸ **Trabalhe sempre com produtos de boa qualidade.**

Outra coisa. Alessandra percebeu que cada pessoa sabe o que é melhor para sua vida profissional. O ambiente de um salão de beleza adorado por umas é apenas suportado por outras. O mesmo sentimento pode ser aplicado em relação ao atendimento domiciliar. Nesse aspecto, Alessandra faz um alerta. As mais ambiciosas – aquelas a fim de faturar 100% rapidinho – precisam aprender imediatamente a diferença entre faturamento e lucro.

Ou seja, muitas vezes, depois de se subtrair tudo o que se gastou e o que se tem a pagar a prazo, a conta fecha no vermelho. E o que isso significa? Em vez de lucro, prejuízo. Uma depiladora profissional, para ser bem-sucedida, precisa ter em mente o seguinte: além de disposição e coragem, é imprescindível um dinheiro guardado e disponível para o capital de giro! E o que é capital de giro? Dinheiro para os gastos inerentes ao próprio trabalho. Portanto, mais do que a ambição desmedida, é importante garantir o fôlego e começar devagar, gastando o mínimo (apenas o indispensável) e aceitando ganhar pouco inicialmente. Mas procurando ganhar – e cada vez mais – clientes! Até chegar àquele ponto em que o negócio engrena e começa a dar um bom lucro, de verdade.

Essa questão toda se aplica também ao atendimento domiciliar? Sim. Até porque a depiladora deve diversificar o atendimento: em salão, na casa do cliente e na própria residência. Principalmente no início da profissão. Nesse ponto, Alessandra lembra que a depiladora tem que estar preparada para situações inesperadas e se adequar à realidade do cliente. Gostando ou não. "A gente leva os instrumentos, os produtos de depilação e tenta se adaptar ao que encontra pela frente: uma cama imprópria, uma esteira no chão... Faz parte." Faz. Mas haja coluna vertebral para aguentar! E comprometimento da saúde da depiladora.

Para fugir dessas situações de risco para a saúde vertebral e driblar as formas inadequadas de trabalhar, Alessandra aconselha o seguinte: "Prefira, se possível, atuar no seu reduto familiar." Ela mesma reservou um lugarzinho no quarto de seus filhos para guardar uma maca desmontável. Que, desarmada, fica do tamanho de uma cadeira, sem atravancar o espaço doméstico. Quando agenda seus clientes em casa, marca o atendimento para os horários em que as crianças estão na escola. Aí, arma a maca, coloca o carrinho auxiliar do lado, liga o ventilador de teto e fecha a porta para assegurar a privacidade. Dá certo.

"Eu sempre aconselho, para quem tem cabeça empreendedora, a fazer um empréstimo e investir numa maca desmontável. É um começo... sem comprometer a saúde, pois você estará investindo também na sua coluna. A maca permite que se trabalhe na altura certa", diz Alessandra. Nessa questão de saúde, ela destaca ainda o aspecto da alimentação, lembrando que esta deve ser o mais leve possível. Atenção para a comida, minha gente. O truque é comer pouco várias vezes ao dia. Uma depiladora profissional tem que se cuidar muito. Muuuito. E não pode ter peso excessivo, senão vai dificultar sua mobilidade.

Preços e preços

Alessandra destaca a obrigatoriedade de uma depiladora de entender dos produtos, para saber com o que está lidando. E ter consciência dos perigos. Ela desaconselha qualquer cera caseira, porque, embora possa ser mais barata, o risco que oferece é muito grande. "Se por azar o cliente tiver uma alergia à cera industrial, a responsabilidade é do fabricante. Se a alergia acontecer pelo uso de uma cera caseira, a culpa é unicamente da depiladora. E olha que é uma culpa dobrada: por ter feito uma cera que provoca alergia e por ter aplicado essa cera num cliente."

atenção ▸ **Use sempre materiais descartáveis. É seguro para você e para os seus clientes.**

E o que dizer dos preços dos serviços de depilação? Em primeiro lugar, variam de bairro para bairro. Nos chamados bairros nobres, sempre são mais caros. Mas as profissionais, para cobrar mais caro, têm que se diferenciar pela habilidade, experiência, versatilidade, especialidade... Competência! Espera aí, pode ser versátil e especializado? Pode. Por que não? Depois que se aprende a fazer todos os tipos de depilação, descobre-se que se gosta e se tem mais habilidade para um em particular. E quando isso acontece, o profissional acaba se dedicando mais àquele determinado tipo de depilação, sem deixar de lado os outros métodos.

Se você pretende trabalhar como depiladora autônoma, mantenha-se sempre atualizada sobre os preços cobrados nos salões de beleza. Assim você não corre o risco de cobrar nem muito acima nem muito abaixo do mercado.

Segundo Alessandra, os preços da depilação de barba, perna inteira e virilha são, em geral, os mais altos. Em seguida vêm axila, sobrancelha e buço (a depilação mais barata). Mas uma virilha cavada, contornada ou artística requer especialização e o seu preço vai lá para cima. E pode haver preços excepcionais também para sobrancelhas depiladas por profissionais tão especializadas, que são capazes de corrigir um rosto esteticamente. Essas profissionais são disputadíssimas e viram uma espécie de celebridade no mercado. Atuam quase sempre no mundo da moda.

Nas turmas de Alessandra existem vários perfis de alunas. Simone Gomes de Souza, 29 anos, está entre as que se destacam. Moradora de Nova Iguaçu, trabalhando num salão de beleza em Ipanema como assistente de depilação e em atendimentos particulares, ela resolveu fazer o curso para se profissionalizar mais rápido. "São 40 dias de curso. E eu estava precisando. Com o diploma, já entro num salão ou numa clínica como profissional. Já existem clínicas só de depilação."

E por que escolheu a depilação? "Porque é uma área que está aberta, crescendo... As mulheres estão cada vez mais vaidosas, e nunca vão deixar de ser vaidosas. Por isso, eu penso que nunca vai faltar cliente. A depilação do corpo feminino já virou uma necessidade. Por mais que não se queira, tem que fazer, porque o pelo cresce. É igual ao mercado de alimentação. Ninguém deixa de comprar comida."

Com o conhecimento de assepsia e anatomia que adquiriu na sua formação de técnico de enfermagem, Simone acredita que está juntando o útil ao agradável. Ela adora fazer sobrancelha e admirar o resultado obtido. Mas também curte fazer virilha, principalmente das clientes mais jovens que gostam de depilações desenhadas. A aluna Simone afirma com a maior convicção que vê a depilação como uma arte. E, não satisfeita, vai se formar também em maquiagem. "Meu sonho é ter o meu próprio gabinete e me tornar uma esteticista."

Pele e pelo

pele é proteção

Alguém já viu ou teve notícia de um ser humano vivo, terráqueo, sem pele? Im-pos-sí-vel! Ninguém sobrevive neste planeta sem esse invólucro protetor que reveste o nosso corpo. Por quê? Porque a pele é um órgão vital que funciona como uma barreira protetora do organismo humano contra as ameaças e agressões do meio ambiente externo.

Quer saber mais? A espessura dessa barreira varia de 0,5mm na nuca a 5,0mm na planta dos pés. E sua superfície é de aproximadamente 1,75m^2 no adulto. O peso chega, em média, a 2,5kg. Mais ainda, a pele é considerada um órgão que funciona também como um espelho! Como assim? Refletindo e amplificando reações internas do organismo, o que ajuda a diagnosticar mais rápido algum problema de saúde. Quer um exemplo bem corriqueiro? A febre. Basta tocar na pele para a gente perceber alguém febril. Ou enxergar a palidez súbita do rosto de uma pessoa para notar que ela não está se sentindo bem. Seja aquecimento, branqueamento, vermelhidão, amarelecimento, secura, insensibilidade, irritabilidade, manchas, coceira, aspereza, qualquer aspecto anormal na pele corresponde sempre a um sinal de alerta.

Em contrapartida, se o aspecto da pele for natural, realçado por uma aparência de maciez e luminosidade o "órgão espelho" estará refletindo um organismo saudável. E uma pele normal e bem-cuidada também é quimicamente correta: composta de água, sais minerais, protídeos, lipídios, glicídios... Sendo que só a água representa 70% de sua composição química!

Outra coisa. Em um recém-nascido, a pele está recoberta pelo *vernix* caseosa, que impede a aproximação de todos os germes microbianos. Porém, passados os primeiros dias de vida do bebê, a flora bacteriana se instala. E aí? Nada de mais, porque a capa natural protetora do nosso corpo convive muito bem com a flora cutânea. Afinal, não vivemos em uma atmosfera estéril. Essa flora cutânea varia em função da idade e das partes do corpo. E ela ainda pode ser de dois tipos: permanente e ocasional.

A permanente compõe-se de germes saprófitos, normalmente não patogênicos. Traduzindo: micróbios que normalmente não causam doenças. Já a ocasional pode provocar moléstias por contaminação ou multiplicação exagerada de certos germes saprófitos. Para evitar a proliferação desses germes, nada melhor que uma higiene cutânea rigorosa. Principalmente nas partes que têm umidade muito forte, pH e temperatura elevados, pelos e secreções abundantes. Quais são elas? Axilas, virilhas...

Chega de micróbios. Que tal imaginar que se está olhando por um microscópio um corte transversal na pele? Ah, aí dá para enxergar direitinho suas três camadas: a epiderme, a derme e a hipoderme.

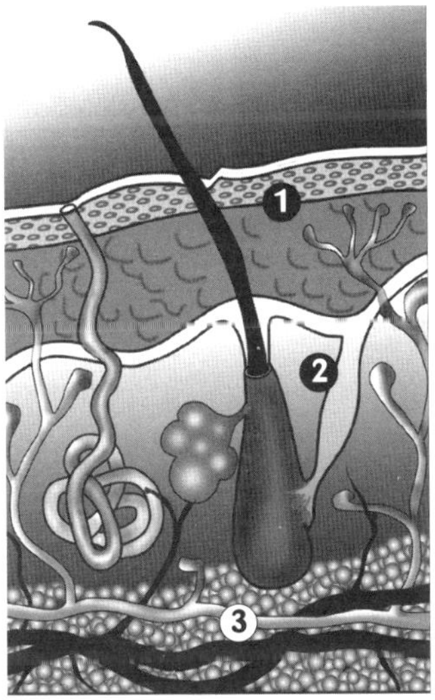

1. Epiderme: Tecido formado por células minúsculas que reveste a superfície do nosso corpo. Ou a camada que afasta os germes da derme, filtra a passagem da luz, contém o pigmento da cor e renova as células. Ou apenas... protege totalmente a beleza da pele! Não se esqueça que epi quer dizer camada superior, que fica sobre, acima das outras camadas.

2. Derme: Tecido que sustenta e nutre a *epi*derme e contém de 20 a 40% da água total do corpo. Fibroso, atua como se fosse uma armadura com os vasos sanguíneos que oxigenam a pele, os nervos que reagem ao frio, ao calor e à dor. Além disso, na derme se enraízam os pelos e se formam as glândulas, que produzem o suor e lubrificam a pele. É a camada do meio que cria a sensação de tato. Sua espessura aumenta no decorrer da infância e da adolescência, para estacionar e diminuir depois dos 50 anos.

3. Hipoderme: Tecido situado abaixo da derme. É a camada mais profunda e mais espessa, que dá maciez e energia ao corpo. Quando a hipoderme não pode mais sustentar as outras camadas, aparecem as rugas.

Só por curiosidade. Você já ouviu falar em horripilação? Pois ela existe. E a horripilação é provocada pelo músculo horripilador ou músculo levantador do pelo, responsável pelos arrepios de frio e de febre.

Manchas

Fala-se em manchas para cá, manchas para lá. O que são, afinal? Antes de tudo, são mais comuns do que se imagina. Causadas pela ação dos raios do sol em cima de qualquer ferimentozinho, como, por exemplo, as agressões minúsculas deixadas pela depilação. Em cima de sequelas de inflamações ou alergias. Ou sobre o suor, desodorantes com álcool, perfumes, ou qualquer cosmético sem filtro solar. Por quê? Porque nesses casos, a pele está mais sensível, machucada ou com um produto químico que vai reagir sob a radiação solar causando alguma lesão. Reação essa que também pode ser provocada por ácidos naturais contidos nos sucos de certas frutas: limão, caju, acerola...

Pelos, para que servem?

Em geral, os pelos são filamentos de queratina flexíveis que cobrem toda a superfície da pele. Com exceção dos lábios, palma das mãos, planta dos pés, face lateral dos dedos, pênis e clitóris. Em contrapartida, os pelos podem se concentrar em quantidade e densidade em outras áreas do corpo: face, queixo, buço, axilas, virilhas, púbis, pernas... Mesmo sem quaisquer funções específicas. Ou seja, parcialmente ou totalmente dispensáveis.

Para que servem os pelos, afinal? Para aquecer a pele do frio, aliviar a ação do sol, auxiliar e potencializar o tato? Quem sabe... Nas cavidades do nariz e dos ouvidos, por exemplo, eles ajudam na filtragem de poeiras e outros agentes externos. Na cabeça, podem amenizar os efeitos dos raios solares sobre o crânio. Nas pálpebras, os cílios atuam também como filtros e como cortinas, controlando a luminosidade e a ação do vento nos olhos. Na verdade, os cílios são um tipo particular de pelos, resistentes e elásticos, que não possuem músculo eretor. São mais longos e mais numerosos na pálpebra superior. Sua vida útil é de aproximadamente seis meses. Só que enquanto uns morrem, outros nascem, e assim eles se renovam sem deixar os olhos desprotegidos.

Vivos ou mortos. E fósseis...

Os pelos se constituem de haste, medula e raiz. Alojados na derme e hipoderme, os pelos se desenvolvem no bulbo, a porção dilatada do folículo piloso onde se localizam as células matrizes. Na base do folículo (papila) chegam os vasos sanguíneos para nutrir a raiz que é constituída por células vivas que se queratinizam e perdem seu núcleo à medida que a haste sobe. A haste, então, é formada por células mortas queratinizadas.

Em resumo: os pelos se originam de estruturas complexas, de onde nascem também as glândulas sebáceas e sudoríparas, o músculo horripilador e até mesmo uma sensação de tato. Eles crescem e seu ciclo de vida pode ser dividido em três fases distintas e sucessivas: anagênea ou de crescimento, catagênea ou de repouso, e telogênea ou de desprendimento.

No couro cabeludo, a fase de crescimento pode durar de três a quatro anos. Na de repouso, o pelo para de crescer por um período de duas a três semanas. Na de desprendimento, acontece a eliminação do cabelo do seu bulbo piloso. Mas, mesmo morto, o cabelo permanece no lugar por três a quatro meses, quando finalmente se desprende e cai. Antes da queda, entretanto, um novo cabelo jovem já apareceu a seu lado. E assim, os orifícios foliculares só excepcionalmente ficam vagos.

Os folículos pilosos evoluem individualmente ou sincronizados num grupo de três, criando uma situação de mosaico, o que explicaria o fato de não haver o fenômeno de muda na espécie humana. A não ser pela queda difusa dos cabelos durante a primeira semana de vida do bebê, observada efetivamente na região onde o atrito da cabeça sobre o travesseiro remove os cabelos mortos antes que o pelo substituto tenha aparecido.

A duração dos ciclos de existência dos pelos varia de acordo com o seu tipo bem como de pessoa para pessoa. Quando se enfrentam problemas de saúde ou períodos de extrema fadiga, a tendência é que eles caiam com mais frequência.

Os pelos das axilas duram aproximadamente 200 dias. Os das pernas, cerca de 20 a 25 semanas. E os das virilhas podem durar até dois anos... São, mais ou menos, 700 folículos pilosos por cm^2 no rosto contra 50 no corpo. Além disso, a pilosidade pode mudar conforme a estação climática e até mesmo de acordo com o ciclo hormonal. Já o crescimento varia de 0,21mm por dia na coxa feminina a 0,50mm, no couro cabeludo. E é mais rápido nos cabelos da mulher, embora essa rapidez seja superada por outros pelos do homem. Por exemplo: o crescimento dos pelos da barba. Curiosamente, é entre os 50 e os 70 anos de idade que a velocidade de crescimento do cabelo é máxima nos dois sexos.

Mais ainda. A etnia também determina os tipos, a pigmentação, a quantidade e a densidade dos pelos. As pessoas de pele branca têm mais pelos no corpo. Alguns povos, notadamente de etnias asiáticas e africanas, se diferenciam por seus homens imberbes. Ou seja, desprovidos de barba.

Outra coisa interessante é a conclusão de que ao cair, o pelo se transforma num fóssil. Isso mesmo. Solidificado por causa da queratina, o pelo resiste à putrefação e a produtos químicos. É insolúvel na água e nos solventes orgânicos. Vivo ou morto, sensibiliza-se apenas perante produtos alcalinos como o amoníaco, rendendo-se às tinturas e permanentes. E aos agentes oxidantes, deixando-se descolorir. Para exterminar definitivamente os pelos, só ateando-lhes fogo ou impedindo seu nascimento.

Ah, não se pode esquecer que os pelos são considerados caracteres sexuais secundários. Afinal, os hormônios sexuais desempenham um papel importante na repartição e na aparição dos pelos. Tanto assim que na puberdade eles surgem no púbis e nas axilas de adolescentes de ambos os sexos. Já os pelos da barba e do bigode são tipicamente masculinos. Em mulheres, barba e bigode são consequências de distúrbios hormonais.

doenças de pele e pelos

Não basta ter algum conhecimento de anatomia da pele. Uma depiladora profissional precisa saber identificar, realmente, quando alguma coisa vai mal com a saúde de sua cliente. E para isso, antes de começar o serviço, é necessário observar a superfície do corpo que vai ser depilado. Porque, atenção, atenção... Só se pode e só se deve fazer depilação numa pele saudável!

atenção ▸ **Antes de aplicar um produto, analise a pele do cliente.**

A seguir, algumas afecções da pele e dos pelos com as quais deve-se tomar bastante cuidado. Ou seja, nada de depilar regiões com essas afecções. Nesses casos, com educação e delicadeza, você deve orientar a cliente a procurar um dermatologista.

Na pele

Micoses • Doenças contagiosas causadas por fungos, tais como as frieiras, os unheiros, as impinges...

Candidíase • Deixa a pele avermelhada, com uma massa esbranquiçada e úmida, parcialmente aderida, aparecendo principalmente em dobras, como as das virilhas, por exemplo.

Dermatofise • Provoca descamação e coceira em qualquer local do corpo e é transmissível.

Pitiríase versicolor • Conhecida como manchas de praia, de cor clara, pode ser contagiosa.

Herpes • Lesão provocada por um vírus e caracterizada por pequenas bolhas, sendo mais comum nas regiões labial e genital; o contágio se dá pelo líquido que escorre dessas pequenas bolhas.

Psoríase • De causa desconhecida, provoca descamação e erupção da pele, manifestando-se, em geral, no couro cabeludo, nos cotovelos, joelhos e nádegas.

Nos pelos

Foliculite • Inflamação do folículo piloso, resultante da contaminação pela bactéria chamada estafilococo; provoca uma elevação avermelhada ao redor do pelo com um ponto de pus.

Furúnculo • Lesão caracterizada por um nódulo doloroso, vermelho e quente que drena pus, causada por infecção do folículo piloso e da glândula sebácea, provocada pela bactéria estafilococo. Muitas vezes o furúnculo aparece num local da pele com várias lesões de foliculite.

Anomalias

Hipertricose • Crescimento exagerado de pelos em qualquer parte do corpo de uma pessoa; deve ser avaliado por um médico para diagnóstico e tratamento adequado. A depilação pode e deve ser usada para conforto do cliente.

Hirsutismo • Presença de pelos caracteristicamente masculinos em mulheres: barba, bigode, pelos no nariz, nas orelhas, no dorso dos dedos, nos ombros, no peito ou no abdômen inferior (perto do umbigo). Requer acompanhamento médico. A atenção ao depilar o rosto deve ser redobrada, necessitando de cuidados e produtos especiais.

Por que o pelo difere tanto de pessoa para pessoa?

Segundo a dermatologista Márcia Linhares, a quantidade, a espessura, o comprimento e a cor dos pelos variam de acordo com características individuais como idade, sexo e etnia. Além disso, eles aumentam na puberdade e depois diminuem, conforme envelhecemos. Márcia afirma ser possível calcular a idade aproximada de uma pessoa, pois "à medida que a pessoa envelhece, mais rarefeita vai ficando a distribuição de seus pelos, em razão da diminuição dos hormônios."

E os povos de etnia branca têm maior quantidade de pelos que os de etnia amarela e negra. Entretanto, os negros são mais sujeitos a pelos encravados (foliculite) em razão de seu pelo ser mais grosso e curvo. Daí exigirem maior cuidado na depilação. Assim como as pessoas de mais idade, por terem a pele mais sensível.

Pelos,

para que vos quero?

Quando se pensa em pelos indesejáveis, a primeira imagem que chega ao nosso cérebro quase sempre é a das axilas, das virilhas... Compridos e espessos, forçando a pergunta nem sempre verbalizada: "Para que vos quero?" Aparentemente, só servem para exercitar inutilmente o tato, incomodar os olhos e dar trabalho para depilar. Não é? Calma. Na verdade, a rejeição a esses pelos vai além dos sentidos do tato e da visão. Tem a ver também com o olfato, pois eles retêm, mais do que os outros, um cheiro bastante forte associado (até inconscientemente) a primitivismo. Instinto. Esses pelos cheiram mais ou cheiram menos e de diferentes maneiras, dependendo da situação vivida: excitação, medo, raiva...

Sabe por quê? Por causa do sebo!

A secreção do sebo, tão importante no recém-nascido, diminui na criança, se ativa na puberdade, fica estacionária no adulto e diminui de novo na idade madura. Afinal, trata-se de uma secreção controlada por hormônios, principalmente a testosterona. Que serve para lubrificar o pelo e a pele. Além disso, possui propriedades antibacterianas e antifúngicas. Mais ainda. O sebo é responsável pelos odores individuais secretados pelas glândulas sudoríparas apócrinas e pelas glândulas sebáceas, que dão a cada indivíduo um odor particular!

Olha só. Ainda hoje, uma mãe, ao cheirar o filho recém-nascido, vai saber identificá-lo direitinho depois. E vice-versa. Então, cuidado com os cheiros e, por extensão, com os pelos!!!

Então tá. Só que você não pode esquecer que há pelos dos quais não queremos nos livrar. Os do couro cabeludo, das sobrancelhas... Mesmo que a moda hoje em dia não exija mais a uniformização do corte de cabelos ou do traçado de sobrancelhas, a abundância é bem-vinda. Estilos como cabeça raspada ou sobrancelhas fininhas nunca levaram alguém a querer se livrar definitivamente desses pelos. Vide o aprimoramento de perucas, apliques e implantes. Então, atenção: uma sobrancelha pode ter uma parte depilada e outra implantada! São os tempos modernos.

Temporária ou definitiva?

E por falar em modernidade, quais as diferenças entre depilação temporária e definitiva? Segundo Bianca Ribeiro, depilação temporária são todos os tipos de depilação mecânica com ceras, pinças, lâminas e cremes depilatórios. "Não existe ainda uma depilação definitiva", garante ela.

Ela explica que, apesar das depilações a laser e a eletrólise serem chamadas definitivas, a denominação não está certa. De acordo com o Conselho de Medicina, o termo correto nesses casos é depilação prolongada.

Bianca lembra que há pessoas que se depilam esporadicamente. Passam o ano inteiro se raspando elas mesmas com aparelho de barbear e quando chega o verão, resolvem procurar uma depiladora profissional, num salão, numa clínica ou em domicílio. Não são pessoas aficionadas, adeptas da depilação permanente. "Então, não existe essa de que quem se depila uma vez é obrigado a se depilar sempre. A pessoa passa a se depilar porque gostou do resultado." Bianca aposta, entretanto, que quem se depilou uma vez, pode até demorar, mas provavelmente vai se depilar de novo! "Acho que a gente fica viciada. Porque o resultado dura mais, porque a pele fica mais lisa, porque é mais higiênico, é melhor. Acho que é por aí."

A dermatologista Márcia Linhares prefere classificar a depilação temporária como depilação por métodos paliativos. E considera a raspagem com lâmina um método eficaz, sem qualquer efeito sobre o crescimento dos pelos. Quer dizer, não retarda nem acelera o crescimento. A gilete apenas poda os pelos sem causar dor e sem mexer na raiz.

Os pelos podados voltam a crescer e ficam exatamente como antes, mas sempre dão a impressão de terem engrossado. Além disso, a poda deve ser feita no sentido do crescimento dos pelos, de cima para baixo, e usando-se sempre espuma ou gel, para evitar que encravem. Márcia alerta que a desvantagem da raspagem está no risco de cortes na pele, deixando o local vulnerável a micro-organismos e bactérias, complicando bastante em caso de foliculite, pseudofoliculite ou pelos encravados.

Mesmo assim, a maioria das mulheres tem o seu aparelhinho de barbear em casa para qualquer emergência... Leia-se raspagem das pernas, virilhas e axilas. Afinal, as lâminas novas podem ser guardadas sem aquela preocupação com o vencimento do prazo de validade. E o tempo de duração do resultado da raspagem? Bem, aí a garantia é de dois a quatro dias, no máximo. E, nesse caso, os aparelhos manuais e elétricos não fazem muita diferença. Embora o modelo elétrico com a lâmina horizontal seja melhor para evitar pelos encravados.

Raspar ou não raspar

Ah, não se pode esquecer dos aparelhos com lâminas em espiral. Que não raspam, depilam... Sim senhora! As lâminas em espiral retiram o fio pela raiz! Mas causam dor. E como não respeitam o sentido do crescimento dos pelos, aumentam o risco de eles encravarem. Daí o uso desses aparelhos ser aconselhado apenas para as pernas. O efeito? Dura em torno de 20 dias. Nem tão temporário assim...

E os cremes depilatórios? De acordo com a dermatologista Márcia, eles são ideais para quem é sensível à dor. As substâncias químicas que os compõem amolecem a camada que envolve os pelos e corta-os bem rente à pele. É recomendável fazer um teste de sensibilidade antes porque suas substâncias alcalinas alteram o pH da pele, podendo causar irritações e alergias. O resultado costuma se estender por sete a dez dias.

Já a eficácia do pinçamento passa pela habilidade da depiladora e a tolerância individual. Márcia avisa que existem grandes e imprevisíveis variações na reação do folículo piloso ao pinçamento. Alguns deles passam a produzir um pelo mais fino, e outros, um pelo mais grosso. Como adivinhar? Impossível. Certo mesmo é que o método é doloroso e indicado para áreas pequenas, pelos esparsos, acabamentos... Inadequado em casos de pelo encravado e foliculite.

Quanto à depilação com cera – indiscutivelmente a mais eficiente entre os métodos temporários –, exige disciplina e paciência do cliente. Por quê? Porque ela não é eficaz para pelos pequenos. Ao contrário da raspagem, o cliente tem que esperar o pelo atingir um tamanho ideal. Em compensação, dependendo de sua taxa de crescimento e da parte do corpo depilada, o resultado obtido prolonga-se temporariamente por duas a seis semanas.

Caso *Brazilian*

Você sabe o que significa a palavra *Brazilian* – além de "nativo ou nacional do Brasil" – na nova edição do respeitado e britânico *Dicionário Oxford de Inglês*? Significa o seguinte: um estilo de depilação por cera, no qual quase todos os pelos pubianos da mulher são retirados, permanecendo apenas uma pequena faixa central. Ou seja, hoje, a palavra *Brazilian* é oficialmente reconhecida como sinônimo de um estilo de depilação brasileira na indústria de beleza do mundo inteiro!

Quem podia imaginar que um hábito totalmente da intimidade das brasileiras pudesse alcançar tamanha repercussão internacional? E tudo começou em Nova York, no badalado salão de beleza J. Sisters. As irmãs brasileiras Jocely, Jonice, Jaoyce, Janea, Jussara, Juracy e Judseia Padilha obtiveram sucesso nesse estilo de depilação entre mulheres ricas e famosas nos Estados Unidos, a partir da imagem do corpo depiladíssimo das brasileiras em diminutos biquínis para os padrões estrangeiros. Daí, o uso da palavra *Brazilian* para denominar o serviço foi um detalhe mínimo também.

Depilação das Arábias

Trata-se de uma técnica importada do mundo árabe, já usada na Mesopotâmia muitos séculos antes de Cristo. Com uma linha especial, que hoje pode ser um fio 100% poliéster, a depiladora usa as mãos e a boca como apoio. Isso mesmo. Ela dobra a linha, torce-a e vai passando sobre a pele enlaçando os pelos do cliente. Aí puxa a linha, usando uma das mãos e a boca, arrancando os pelos pela raiz.

Banho dourado

Como já foi dito no início deste livro, houve uma geração de garotas que se recusou a raspar ou depilar axilas, virilhas, coxas e pernas, optando pela descoloração. Hoje, há mulheres que não só depilam as axilas e virilhas como também descolorem a penugem restante do corpo. Existe até um produto conhecido como "banho de lua" à venda no mercado. E descolorantes de pelos com algas marinhas, lanolina e outros suavizadores que não irritam tanto a pele. Mas, atenção... depilação e descoloração não devem ser feitas no mesmo dia.

Bem, mas o que importa aqui é explicar que essa nova onda passou a se chamar "banho dourado"! E está ao encargo de quem? Da depiladora que tenha se especializado no serviço. Isabel Tafuri, por exemplo, ensina, para quem quiser aprender, os segredos desse banho embelezador, que começa com a higienização do corpo do cliente. Em seguida, a depiladora inicia a aplicação de um creme de parafina sobre toda a área de penugem a ser clareada. Isabel explica que esse creme de parafina, que não contém elementos agressivos em sua fórmula, resulta da mistura do próprio pó descolorante com água oxigenada de 30 volumes, e precisa agir por um período de 15 a 20 minutos.

Aí então a depiladora encaminha o cliente para um banho com sabonete líquido de essência agradável. E finaliza o serviço massageando delicadamente o corpo dele com um hidratante de boa qualidade.

Mas, cuidado. Isabel alerta para que se faça um teste antialérgico no cliente antes de qualquer "banho dourado". E para nunca realizar esse banho em gestantes! Outra coisa: não dá para fazer descoloração em mucosas e menos ainda em peles feridas ou com qualquer outro problema.

Dicas da dermatologista *Márcia Linhares*

- A depiladora deve informar ao cliente que a melhor medida dos pelos para a depilação é em torno de 3mm de comprimento. Se estiverem mais curtos que isso, fica difícil removê-los. Mais longos, eles podem quebrar e encravar.
- O cliente deve ser informado também de que não deve usar ácido retinoico e derivados (produtos para renovação celular) um ou dois dias antes da depilação.
- Outra boa informação para o cliente é que a aplicação de produtos esfoliantes (produtos à base de sílica) três a cinco dias antes da depilação ajuda a evitar pelos encravados.
- No dia de arrancar os pelos... pele absolutamente limpa!
- Nada de produtos com álcool, antes e depois da depilação, porque desidratam e tornam a pele mais sensível.
- A depiladora deve usar produtos calmantes e antissépticos na pele do cliente, após a depilação.
- O cliente precisa ser avisado de que a exposição ao sol, antes e após a depilação, deixa a pele mais vulnerável ao risco de manchas.
- É preciso um cuidado maior com morenas e negras, porque há mais perigo de manchas na pele.
- A depiladora não deve depilar, em hipótese alguma, áreas queimadas ou machucadas.

Laser, luz pulsátil e eletrólise

E os métodos definitivos que, nominalmente corretos, chamam-se depilação prolongada? Na verdade, não podem ser aplicados por depiladoras. Mas, nem por isso uma depiladora profissional deve deixar de saber do que se trata ou o que são esses métodos.

Laser

A depilação a *laser* surgiu há alguns anos nos Estados Unidos. Trata-se de um aparelho que emite um feixe radioativo de luz intenso e contínuo, que age sobre a raiz do pelo, cujas células são eliminadas pelo calor. No local, forma-se uma cicatriz que, na maioria das vezes, impede o crescimento do pelo. É quase indolor e não oferece riscos de infecções. Mas não pode ser usado ao redor dos olhos porque o raio *laser* prejudica a retina, podendo causar cegueira.

Quer dizer, para a alegria das depiladoras, o *laser* não pode ser aplicado em sobrancelhas. Mais ainda, não atua sobre pelos muito finos, brancos ou louros – com pouco pigmento. Na realidade, o *laser* só funciona bem sobre pelos muito escuros em contraste com uma pele muito clara. Não dá certo em peles de etnia negra ou em peles bronzeadas. Por quê? A razão é simples: a falta de contraste dificulta a precisão da ação do *laser* unicamente sobre o pelo. E aí, obviamente, causa problemas, esquentando, "queimando" e deixando marcas onde não deve.

Mas é evidente que o *laser* também tem suas vantagens. Os aparelhos de última geração prometem uma depilação definitiva em 90% dos casos. E, em média, o tratamento leva de cinco a sete meses, com sessões mensais.

É impossível remover todos os pelos de uma só vez, já que eles passam por diferentes estágios de desenvolvimento e o laser é mais eficaz na fase adulta, chamada anágena. Após seis ou oito meses, alguns pelos voltam a nascer. Como uma penugem, mais finos e mais claros. Outros são eliminados permanentemente com apenas três ou quatro sessões.

Luz pulsátil

Esse tipo de depilação utiliza aparelhos que emitem um feixe de luz não contínuo, de intensidade menor que a do laser. Age no pigmento do pelo que pode parar de nascer durante seis a oito meses. Mas não mostra bons resultados em pelos finos e peles morenas, pois a luz se dissipa e nesse caso mancha, queima a pele... Não é à toa, portanto, que é proibido o seu uso perto dos olhos!

Eletrólise

A depilação por eletrólise ou eletrocoagulação pode ser com agulhas ou pinça.

No primeiro método, agulhas finas são introduzidas na raiz do pelo, eletrocutando-o com uma corrente elétrica de baixa intensidade. A descarga elétrica atinge a papila, responsável pela nutrição e o crescimento do pelo. Dolorido e demorado, o método é indicado para pelos mais grossos e espessos. No segundo, a corrente elétrica é conduzida por uma pinça até a raiz do pelo, destruindo-a. É menos doloroso e indicado para pelos finos.

Pelos dois métodos os pelos afinam, mas não são eliminados definitivamente. Pode haver sequelas, como manchas e cicatrizes. As áreas mais indicadas para esse tipo de depilação são: buço, queixo e barriga.

Entrevista com o cirurgião plástico *Rawlson de Thuin*

Professor da Universidade Gama Filho e titular da Sociedade Brasileira de Cirurgia Plástica, Rawlson de Thuin é médico da 32ª Enfermaria da Santa Casa da Misericórdia do Rio de Janeiro e ex-aluno de Ivo Pitanguy.

Até aonde pode ir a preocupação com a beleza, sem colocar em risco a saúde?

Não devemos esquecer que a beleza é composta da associação do bem-estar pessoal com a saúde perfeita. Todo exagero deve ser condenado e pode ser mal-indicado.

Uma cirurgia (pálpebras, mama, barriga etc.) exige que se suspenda a depilação?

Até a alta médica, considerando o tempo da retirada dos pontos e evitando a área que apresente cicatrizes recentes. E o paciente deve esperar cerca de 30 dias antes de se depilar novamente.

Como cirurgião plástico, haveria algum tipo de depilação que o senhor desaconselharia? Por quê?

Desaconselharia a cera quente, pois já recebi muitas clientes em que a região depilada ficou escurecida.

Cabe ao cirurgião plástico algum tipo de depilação?

A depilação a laser *só pode ser feita por médicos que tenham feito cursos de especialização em* laserterapia.

Como, quando e por que surgiu a depilação a *laser*? (Tem a ver apenas com a estética ou é uma questão de saúde também?)

O conceito de emissão estimulada surgiu a partir de 1917, quando Albert Einstein publicou um trabalho sobre a interação entre a luz e a matéria (teoria do laser quantum*). Mas a depilação a* laser *apareceu mesmo em 1998. Um dos principais objetivos desse* laser, *além de reduzir os pelos e deixá-los finos e quase imperceptíveis, é o de evitar que eles encravem. Sendo assim, a laserterapia não tem a ver apenas com estética, mas também com saúde, pois evita os pelos encravados.*

Quando e onde a depilação a laser é mais aconselhável?

Os locais mais indicados são axilas, buço, face (barba), pescoço, tórax, membros inferiores e superiores, pés, glúteos, virilhas, ou seja, quase todas as partes do corpo. Não há uma época melhor para fazê-la, podendo ser feita no inverno ou no verão.

Em que casos não é indicada?

Não há contraindicação, mas requer-se maior cuidado médico diante de peles bronzeadas e da pele negra. No momento de usar o laser, *a intensidade deve ser diminuída para esses tipos de pele.*

A depilação a *laser* ameaça as depiladoras tradicionais? Quer dizer, há alguma possibilidade de o *laser* substituir inteiramente à depilação temporária a cera, à pinça etc.?

Acredito que haja espaço para todos os profissionais e a escolha fica a critério do cliente, exceto para aqueles que revelam irritações na pele com a depilação a cera ou o uso da pinça.

Irreversível: medos e arrependimentos...

Por que as escolhas são difíceis? Porque ao se escolher uma coisa, está se perdendo outra. Ou se deixando, simplesmente, de tê-la. E aí dá aquela dorzinha... Mas se a escolha permitir que se volte atrás, menos mal. Agora, imagine uma escolha em que a decisão é irreversível. O que acontece? O ato de decidir desperta o medo do arrependimento. Daí por que muitos homens se recusam a depilar a barba, preferindo raspá-la com um aparelho de barbear velho de guerra... Vai que algum dia resolvam querer usar um cavanhaque, um bigode, ou mesmo uma barba para esconder, por exemplo, uma cicatriz no rosto causada por um acidente... Não vai ter como. Mesmo a depilação realizada a cera é devastadora. Como já foi dito em outro capítulo – e que vale repetir –, os pelos voltam. Mas voltam desconexos, sem qualquer harmonia, podendo, em algumas partes, até não voltar...

Diferenças

Para representar um papel feminino numa peça de teatro ou num *show* transformista com pernas e braços de fora, o que um homem tem de fazer para início de cena? Livrar-se dos pelos! Não há disfarce de mulher que resista aos pelos masculinos. Eles são diferentes: mais grossos e oleosos. Mais fortes, mais visíveis... Maiores. Pelos másculos. Consequência da testosterona e de outros hormônios que definem as diferenças entre um homem e uma mulher.

Mas, atenção: nem por isso os pelos são fatores determinantes de virilidade. Até porque há etnias com homens imberbes e há também muitos que se depilam para exibir melhor um corpo másculo bem-malhado. Outros o fazem por obrigação, como os fisiculturistas, a fim de mostrar o resultado do seu desenvolvimento muscular em competições. Sem falar em nadadores olímpicos, que se livram dos pelos para melhorar suas performances. Afinal, descobriu-se que o atrito do pelo com a água – o arrepio – provoca uma perda de velocidade. E por mínima que seja, ela pode vir a ser a diferença para a perda também do campeonato. Nada de pelos, portanto.

O mesmo acontece com os velocistas, maratonistas... Nesse caso, por causa do atrito com o ar, com o vento. Interessante. Quando eles mesmos não se raspam com gilete, as depiladoras entram em ação com a cera quente. O que não quer dizer que a depilação seja uma regra entre os desportistas.

Homens com problemas de foliculite na barba também costumam procurar as clínicas de depilação. Os de maior poder aquisitivo preferem o laser, que é aplicado por um médico.

Quando procuram diretamente depiladoras profissionais, geralmente estão querendo exterminar pelos nos ombros e nas costas. E na região das orelhas, depois de uma certa idade. Mas parece que os mais jovens e "sarados" estão começando a depilar o peito e a barriga, imitando os modelos fotográficos.

Caso de psicologia

Na verdade, dificilmente um homem se depila com a mesma frequência que uma mulher. Entretanto, uma depiladora profissional tem que estar preparada para encarar a grossura dos pelos masculinos. Precisa desenvolver uma técnica apropriada e uma maneira de agir psicologicamente diversa... com o cliente homem.

Psicologicamente? Sim... Em primeiro lugar, a depilação no homem, pela característica de seus pelos, causa maior sofrimento físico. E para complicar, ele é mais vulnerável à dor do que a mulher. A depiladora deve estar preparada. Mesmo usando cera quente para dilatar os poros e diminuir a agressão, o trauma continua sendo grande porque a estrutura do pelo é diferente. E aí, para arrancá-lo, a depiladora precisa usar de mais força? Não. Ela vai precisar de técnica! Saber puxar a cera grudada na pele, como em qualquer outra depilação, com o máximo de precisão e na direção certa. Nada a ver com força, e sim com habilidade e técnica.

Mas, voltando à necessidade de saber lidar psicologicamente com o cliente homem... Você quer uma boa historinha para ilustrar essa necessidade? Vamos lá. Um dia, uma depiladora de uma clínica de estética recebeu um cliente acompanhado da esposa. Ele queria depilar o rosto porque tinha a barba muito grossa e muita foliculite. Tinha ido a uma dermatologista que havia lhe sugerido a depilação, pois a raspagem todo dia o deixava muito ferido, com a pele irritada etc. e tal. Disse que a esposa já o tinha avisado que a depilação doía, mas se ela, que era mulher, aguentava numa boa, por que ele haveria de se preocupar com uma dorzinha?

A depiladora, gentilíssima, começou a colocar em prática toda a sua competência, usando o método da cera quente. Diante da tranquilidade e educação do cliente, ia trabalhando com a maior segurança, até dar o puxão para arrancar a cera com o primeiro "tapete" de pelos. Surpreendido com a dor forte e inesperada (ao contrário do que imaginava), o homem teve um reflexo condicionado e deu um soco na depiladora, jogando-a contra a parede. E, chocado, passava a mão na parte da pele do rosto que sangrava, sem se dar conta do que fizera com a depiladora. A esposa dele teve de intervir para acalmar a moça, que começou a chorar sem entender nada.

Constrangido, o cliente pediu desculpas. Mas interrompeu o processo de depilação, dizendo que aquilo era "um absurdo, uma agressão, uma violência!". E foi para casa, onde ficou o dia inteiro passando água boricada e gelo no local depilado. Claro que o cliente e a depiladora ficaram traumatizados com o sucedido. Os dois não estavam psicologicamente preparados. A historinha é verídica e só não revelamos os nomes dos personagens por motivos óbvios.

depilação artística

Tintas íntimas

Dava para perceber uma certa agitação entre os homens presentes na Cosmoproof Cosmética 2002, a maior feira mundial de cosméticos e estética, realizada em São Paulo. E a razão estava em um estande onde a atração era a exposição de fotos com todos os tipos de depilação de virilha. Afinal, não se tratava apenas de mais uma exposição sobre o tema. Havia uma novidade: o estande vendia tintas para depilação íntima... artística, na região do púbis! Daí o movimento, ou melhor, a curiosidade masculina. Embora o objetivo apresentado fosse simplesmente o de ver o resultado do uso das tintas... Tintas que podiam ser aplicadas nas partes íntimas sem problemas. Quer dizer, essas tintas não causariam alergia, sendo próprias para esse uso. E para demonstração, lá estavam as fotos com as pinturas pubianas!

O lançamento do produto foi um sucesso e teve a maior repercussão no mercado de depilação. Até porque essa coisa de pintar e enfeitar os pelos pubianos sempre existiu, só que discretamente. Ou durante o carnaval.

Segundo a professora pioneira de depilação Dulce Martins, na década de 1980 algumas mulheres tingiam os pelos pubianos no tom de sua cor original. Então, que diferença fazia? Toda! Pois o motivo era esconder o púbis grisalho. Ou seja, colorir os pelos brancos... Assim como os cabelos embranquecem, a barba, as sobrancelhas e os pelos de outras partes do corpo também.

Dulce lembra mais uma coisa. Há mulheres que resolvem ser tornar louras ou ruivas por inteiro. E antigamente, havia o problema das tintas, que não eram indicadas para as regiões de pele mais sensível.

Hoje, a história é outra. As tintas são especialmente produzidas para essa parte mais delicada do corpo. E os pelos pubianos são depilados, formando desenhos incríveis: coração, borboleta, estrela, raio, joaninha, maçã, seta, flor, gatinho, frases tatuadas com hena, e mais o que a cliente e a depiladora conseguirem inventar ou copiar. Já há vários moldes disponíveis no mercado que facilitarão o seu trabalho. Depois, entra a escolha das tintas, conforme o gosto da dona do corpo. Veja alguns exemplos de moldes:

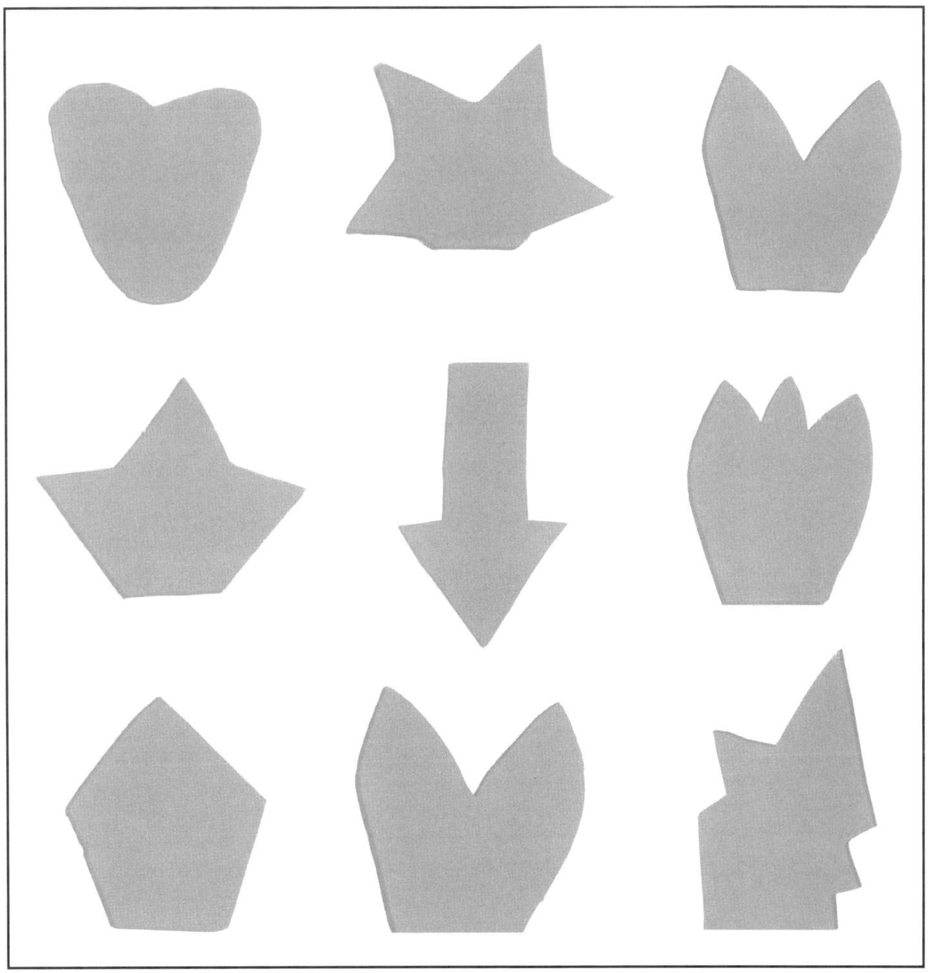

Sem preconceitos

Existem tintas de todas as cores: vermelha, verde, amarela, azul, roxa, cor-de-rosa, cor de abóbora... Elas permitem o desenho de um coração com as cores do time de futebol do marido, ou da bandeira do país do namorado... ou da borboleta copiada de uma revista. De acordo com a professora e depiladora Isabel Tafuri, especializada nesse tipo de depilação, tem cliente que inventa desenhos com fitinha, rendinha, lantejoula... Verdade. Fica parecendo um adesivo. Fetichismo? Não dá para saber. A clientela é a mais diversificada possível. E está aumentando? Está. E os cursos de depilação artística também.

Isabel acredita que as mulheres que gostam de transformar seus pelos pubianos fazem isso por senso de humor e para apimentar um relacionamento sexual. Ou por pura brincadeira. Uma secretária executiva, vestida num estilo bem-comportado, quis uma setinha, dizendo que era sugestão do próprio marido. Outras vezes a cliente chega querendo uma transformação para marcar uma ocasião especial ou uma comemoração. Quer dizer, não se trata de um modismo para o dia a dia. E sim de um recurso para certos momentos.

E a idade dessas clientes? Aí vem o mais surpreendente. Não há idade para... digamos, esse tipo de fantasia. Uma depiladora contou que uma cliente de 62 anos pediu-lhe para desenhar um coração e escrever nele o nome do namorado. Outra, de 70 anos, que ia fazer bodas de ouro e viajar com o marido para comemorar, queria uma pintura artística no púbis com os anos de casamento! Os maridos? Conforme os relatos das próprias clientes, alguns começam rindo. Depois adoram.

Isabel avisa que, por mais que se brinque com o assunto, a depilação íntima artística é coisa séria. Tem toda uma técnica que se inicia com a assepsia da região, aplicando-se uma loção pré-depilatória na pele. Em seguida, é preciso aparar os pelos não muito curtos, com uma tesourinha. E aí fazer o contorno do desenho escolhido com um lápis de maquiagem. Então, depila-se com cera quente todo o contorno do desenho, fazendo o acabamento com pinça. O preenchimento do desenho, assim como os detalhes, podem ser feitos com tintura ou outros produtos não tóxicos. Jamais se deve esquecer que se trata de uma região muito delicada e sensível.

Depilação artística foi notícia de domingo de carnaval, no jornal O Globo, *em 22 de fevereiro de 2004! De acordo com a matéria assinada por Letícia Helena, " Os sacrifícios para ficar impecável na avenida", a depilação artística virou mania durante a folia carioca. A dona de casa Suzana Bastos Rodrigues, de 31 anos, por exemplo, confidenciou à jornalista que escolhera um coração verde e branco para homenagear o marido, o comerciante Antônio Márcio Rodrigues, de 35 anos, que toca tamborim na bateria da escola de samba Mocidade Independente.*

Na mesma reportagem, Priscilla Vicente, dona do salão Depillare, conta que até turistas aderiram à brincadeira, transformando os pelos pubianos em corações, golfinhos ou naipes de baralho para exibi-los por aí. Na intimidade ou não. Porque, afinal de contas, carnaval é carnaval...

À flor da pele

Passo a passo

Já falamos da profissão de depiladora, de pelos e peles, de ambiente de trabalho, contamos histórias e muito mais... E agora, qual é o assunto da vez? Está claro! Mostrar, na prática, um pouco da aplicação de parte de tudo o que foi dito. Aqui, por meio de fotos, a depiladora Isabel Tafuri, formada pelo Senac e com 19 anos de experiência nessa área, explica direitinho o que você deve fazer para exterminar os pelos indesejáveis de sobrancelhas, buço, axilas, virilhas e pernas. Passo a passo...

> *Use luvas e máscara quando o procedimento exigir. Jamais deixe de usá-las, por exemplo, na depilação de partes íntimas.*

Sobrancelhas

Vamos começar pelas sobrancelhas. E com todo o carinho do mundo. Afinal, elas tanto podem embelezar como destruir totalmente a harmonia de um rosto. Vai depender de como as tratamos. Quer dizer, do jeito que as depilamos... Então, em primeiro lugar, observe bem as sobrancelhas de seu cliente. Os pelos invadem as pálpebras? O traçado desequilibra o rosto de alguma forma? Pesa, por exemplo, na fisionomia? Altera a expressão facial? Há sobrancelhas caídas que fazem a pessoa parecer triste, outras são tão arqueadas que dão um ar gaiato. E por aí vai... Mas o que mais interessa aqui é a gente saber como cuidar de um par de sobrancelhas finas ou grossas de forma que fiquem lindas! Fa-vo-re-cen-do sempre, mas sempre mesmo, o rosto totalmente entregue à habilidade das mãos de uma depiladora profissional.

Antes de qualquer coisa, saiba como se preparar impecavelmente: vista o jaleco, coloque a lupa de pala e a máscara descartável, lave as mãos e calce as luvas de biossegurança.

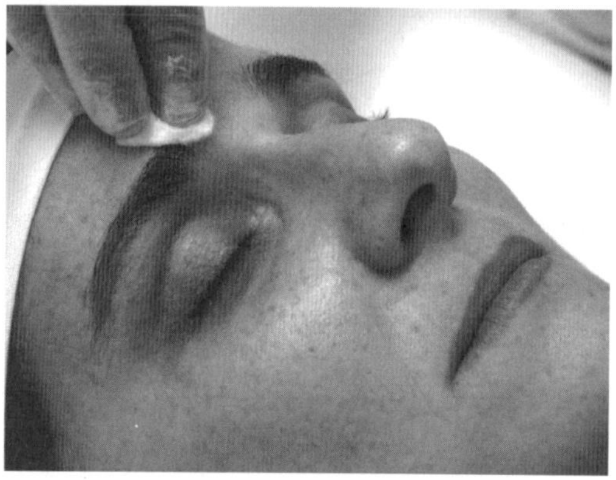

Prenda os cabelos da cliente com uma faixa de cabeça e passe um algodão umedecido em loção pré-depilatória na região das sobrancelhas dela.

Para definir o traçado das sobrancelhas

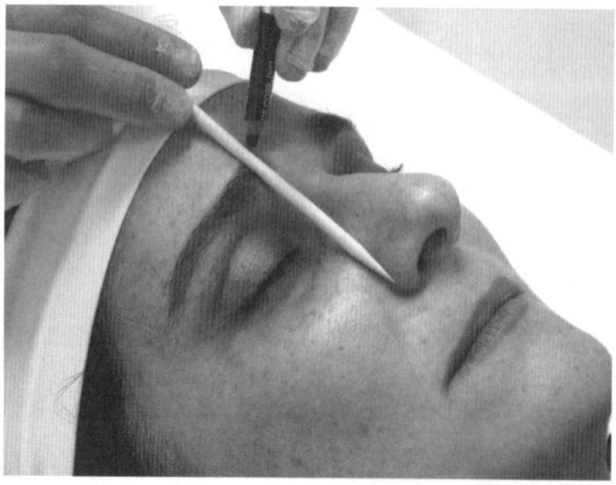

Apoie a ponta do pau de laranjeira no canto externo da narina direita, encostando a outra ponta na testa. Trace uma linha reta imaginária para cima, em direção ao canto interno do olho, e, com o lápis apropriado, marque o ponto em que deve começar a sobrancelha direita.

Apoie a ponta do pau de laranjeira no canto externo da narina direita, encostando a outra ponta na testa. Trace uma linha diagonal imaginária, para cima, em direção ao canto externo do olho, e, com o lápis apropriado, marque o ponto em que deve terminar a sobrancelha direita.

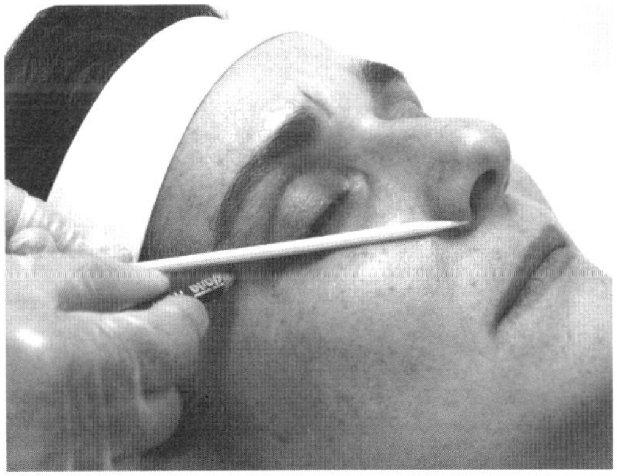

Apoie a ponta do pau de laranjeira no canto externo do lado direito dos lábios, encostando a outra ponta na testa. Trace uma linha reta imaginária para cima, em direção ao meio da pupila, e, com o lápis apropriado, marque o ponto mais alto da sobrancelha.

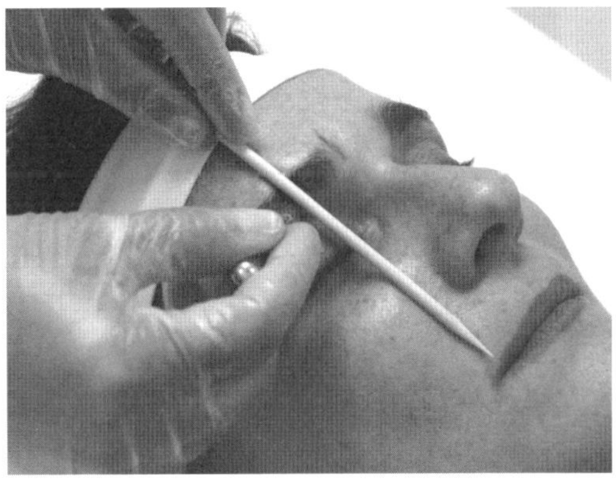

Pronto. Está feita a marcação de como deve ser depilada a sobrancelha direita. Todo pelo que estiver fora do traçado deverá ser retirado. (As falhas podem ser preenchidas com desenho a lápis, hena ou implante de pelos.)

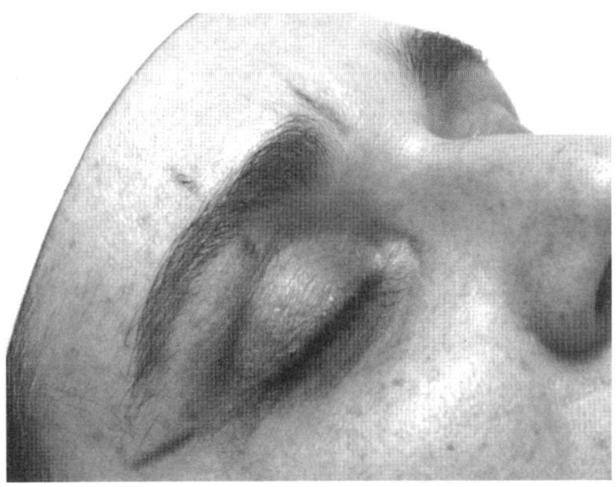

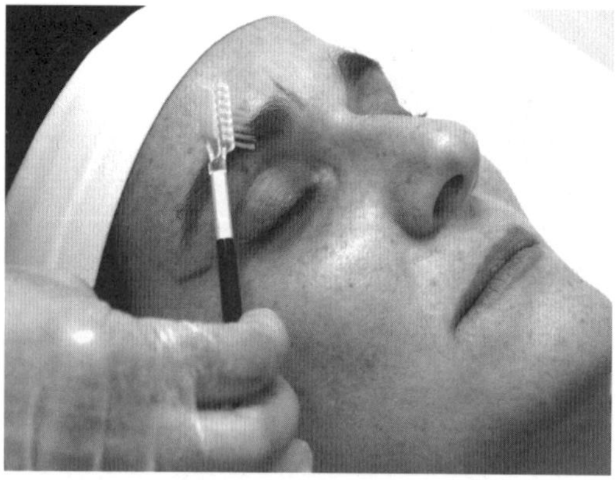

Escove a sobrancelha na diagonal e apare as pontinhas dos pelos, se necessário.
Obs.: Faça as mesmas medições no outro lado do rosto para marcar os limites da sobrancelha esquerda.

Depilação com cera fria

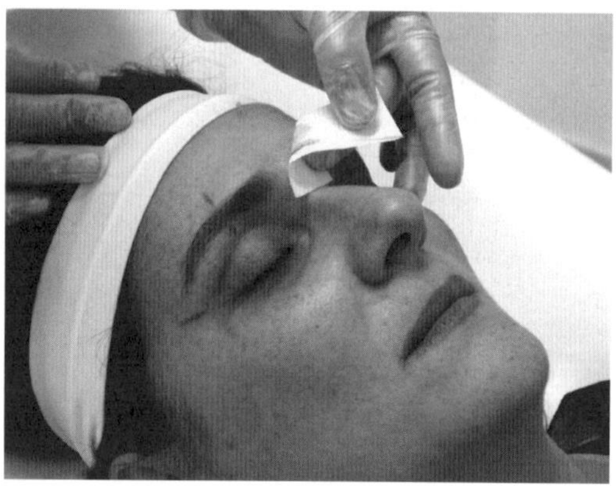

Antes de aplicar a cera, passe um algodão com talco na região a ser depilada. O talco não permitirá que a cera grude na pele.

Mergulhe o pau de laranjeira na cera fria, suspenda-o, gire-o para retirar o excesso e espalhe a cera na região demarcada entre as sobrancelhas, sempre de dentro para fora. Em seguida, no mesmo sentido, coloque uma banda de papel-tecido sobre a pele com cera, fixando-a com o dedo indicador. Puxe a banda de papel-tecido fixada entre as sobrancelhas com um movimento rápido, no sentido contrário ao do nascimento dos pelos.

Enquanto mantém bem esticada a pele da região da sobrancelha, aplique a cera fria no local a ser depilado, usando o pau de laranjeira.

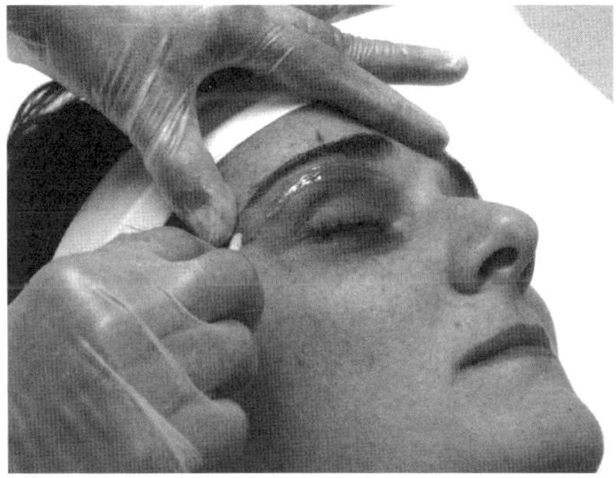

Ainda com a pele da região da sobrancelha bem esticada, fixe uma banda de papel-tecido sobre a cera fria. Segure a banda de papel-tecido pela ponta e puxe-a no sentido contrário ao do nascimento dos pelos.

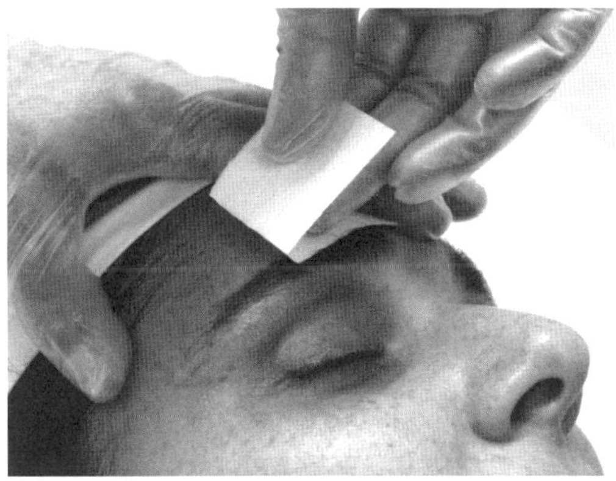

Penteie a sobrancelha com uma escovinha e, caso seja necessário, aperfeiçoe o seu contorno aparando com uma tesourinha. Se for preciso, use também a pinça.
Obs: Não deixe de passar o óleo pós-depilação; ele retira qualquer resíduo de cera fria. É bom também aplicar um creme calmante.

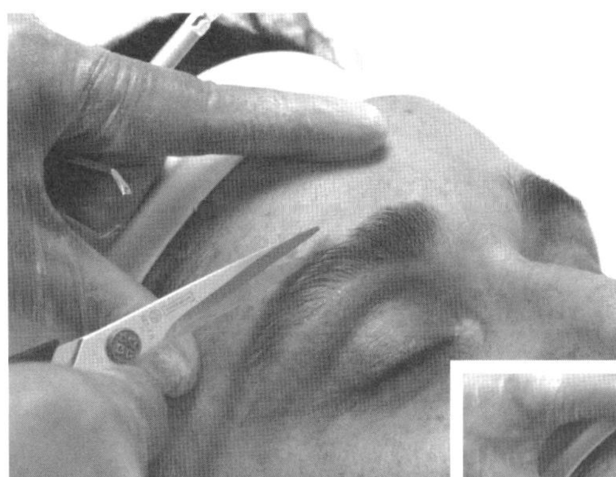

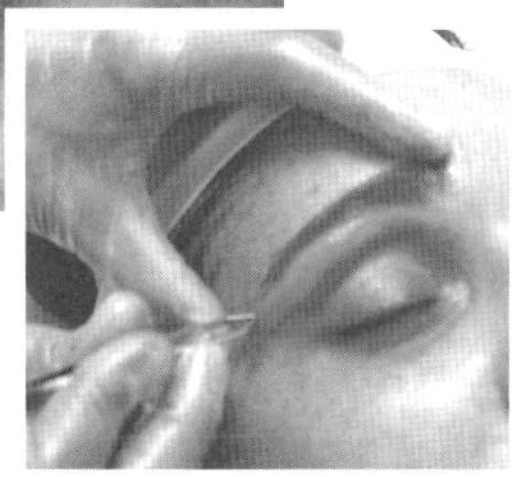

Depilação com cera quente

Se a cliente optar pela cera quente, tome muito cuidado. A cera tem que estar gelatinosa, numa temperatura morna para quente, equivalente à temperatura média do corpo: 36° a 37°C. E, mesmo assim, a cliente deve ficar de olho fechado. É aconselhável colocar um pedaço de algodão umedecido com soro sobre a pálpebra da cliente após o processo.

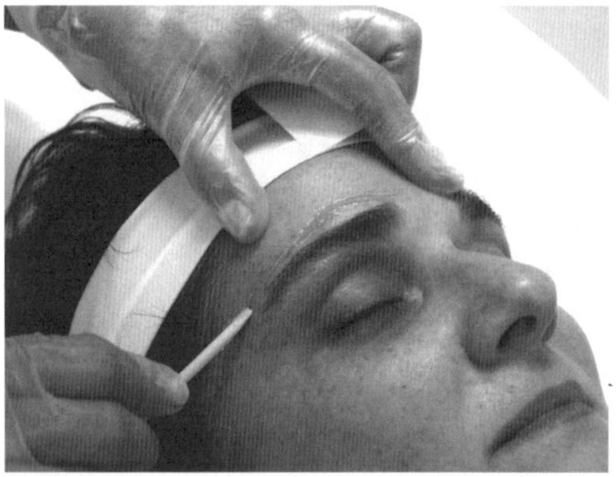

Para fazer o contorno da parte de cima da sobrancelha, estique a pele da região e aplique a cera na área a ser depilada, usando o pau de laranjeira. Mantendo ainda a pele da sobrancelha esticada, puxe rapidamente e com firmeza assim que a cera começar a endurecer.

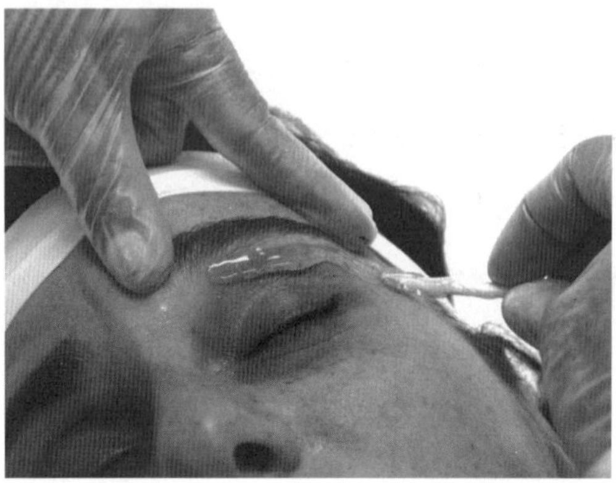

Para fazer o contorno da parte de baixo da sobrancelha, estique a pele da região e aplique a cera na área a ser depilada, usando o pau de laranjeira.

Com uma das mãos, mantenha a pele da sobrancelha esticada e, com a outra, puxe rapidamente e com firmeza, assim que a cera começar a endurecer.
Obs.: Com cera quente, a depilação das sobrancelhas é mais rápida e menos dolorosa.

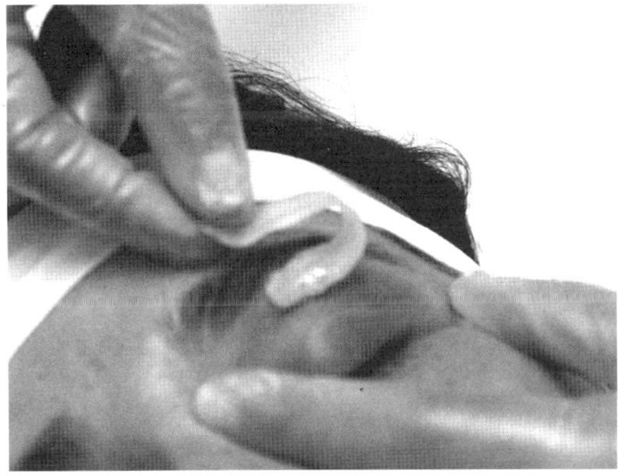

atenção ▸ **Sempre que utilizar um pau de laranjeira, jogue-o na lata de lixo imediatamente após o uso.**

Outra coisa. A depilação das sobrancelhas deve ser apenas para "limpar" ou "redefinir o traço". Daí ser aconselhável a depiladora perguntar sempre ao cliente o que ele quer.
E, se for o caso, até sugerir o que pode ser feito.
Mas se um cliente desejar modificar o formato ou afinar as sobrancelhas, a depiladora precisa avisá-lo do seguinte: ao se arrancarem os pelos da sobrancelha, os que surgirem depois não terão a mesma estrutura e tampouco nascerão exatamente no local depilado.

Buço

A região dos lábios caracteriza-se por uma grande sensibilidade. Daí a depilação nessa área requerer cuidados especiais. Na verdade, a depilação facial é indicada principalmente para mulheres com uma densidade de pelos fora do comum no rosto. Ou seja, com buço, queixo peludo... Entretanto, hoje em dia a maioria das mulheres não tolera qualquer pelinho na face. Assim, por mais discreta que seja a penugem no lábio superior – zás! –, tem que arrancar.

Depilação com cera fria

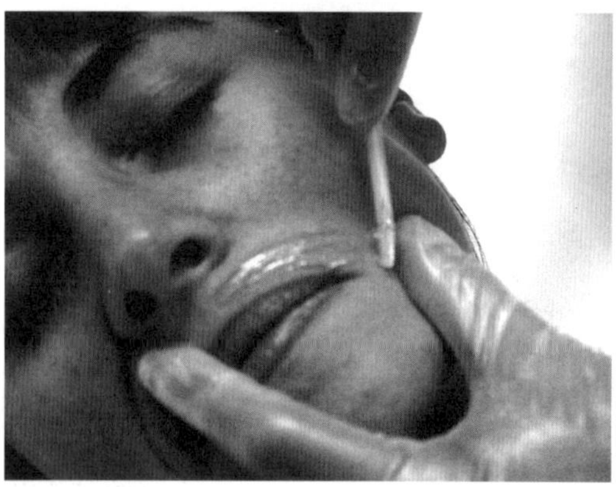

Com a pele limpa e após passar um algodão com talco, espalhe a cera fria com o pau de laranjeira. Mas somente de um lado do buço: do meio do lábio superior até o canto externo da boca. Ao passar a cera, mantenha a pele esticada.

Ainda esticando a pele, coloque uma banda de papel-tecido com cera fria, fixando-a com uma leve pressão do dedo indicador. Com uma das mãos, segure a bochecha e, com a outra, puxe a ponta da banda de papel-tecido no sentido contrário ao do nascimento dos pelos. Ou seja, de baixo para cima e de fora para dentro. Faça o mesmo do outro lado e, se precisar, retoque com a pinça.

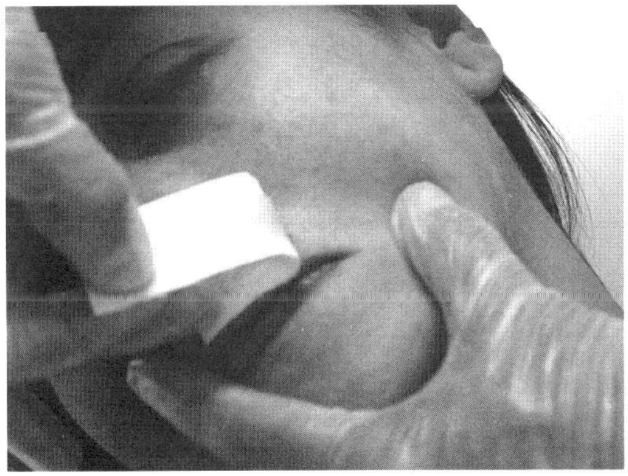

Depilação com cera quente

Com a pele limpa e após passar um algodão com talco, espalhe a cera quente – na verdade, morna: entre 36° e 37°C – sobre metade do buço: do meio do lábio superior até o canto externo da boca. Faça isso usando o pau de laranjeira.

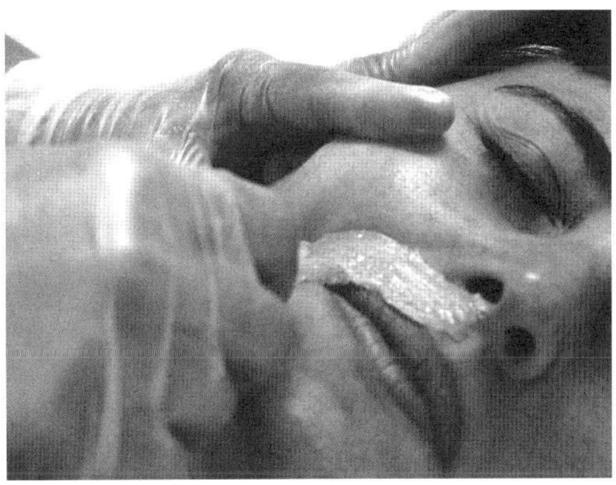

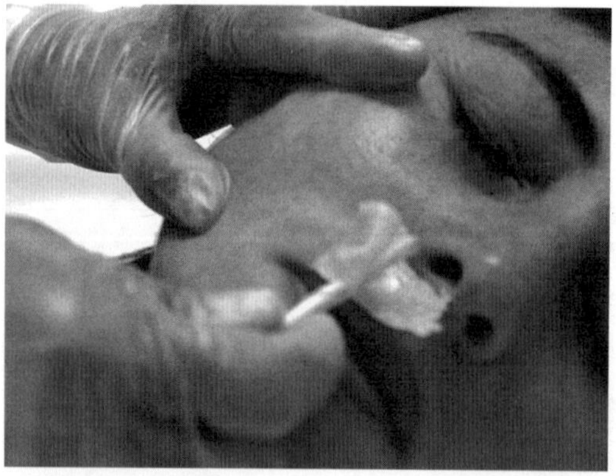

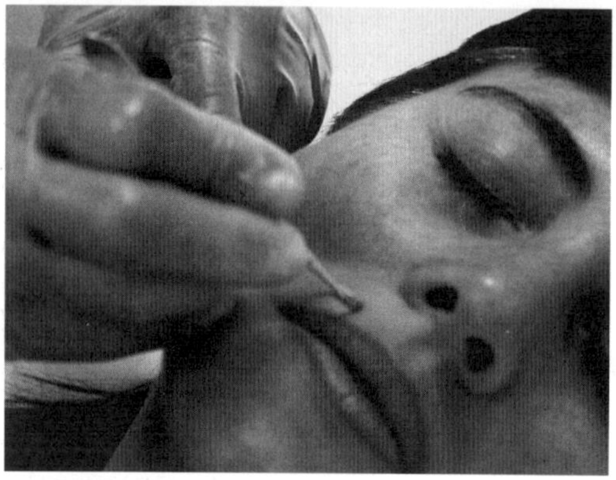

Espere a cera endurecer um pouco, segure a bochecha com uma das mãos e, com a outra, levante a ponta da cera; em seguida, usando o pau de laranjeira, puxe de uma só vez, sempre de baixo para cima e de fora para dentro. Faça o mesmo do outro lado. Caso seja necessário, reaplique a cera. Mas, atenção: a aplicação da cera só deve ser repetida até duas vezes, sempre tomando o cuidado de esticar a pele no momento de puxar.

Se precisar, dê um retoque final com a pinça.

Obs.: Remova os resíduos de cera com um algodão embebido em óleo removedor. Faça uma compressa de gaze com água filtrada fria durante cinco minutos para acalmar a região, fechar os poros e eliminar o aspecto avermelhado. Ou aplique um gel calmante pós-depilatório.

Axilas

Nas axilas, a pele é fina e os pelos são muito grossos. Daí não ser aconselhável o uso de cera fria nessa região. A depilação deve ser feita com cera quente, que dilata os poros e facilita a remoção dos pelos, e obedecendo o sentido de seu nascimento. Havendo ou não transpiração, uma boa assepsia torna-se indispensável.

atenção ▸ **Como já foi explicado, às vezes o nascimento dos pelos se dá em várias direções – em razão de frequentes raspagens com lâminas. Nesse caso, talvez seja preciso fazer a depilação em duas etapas.**

Após a assepsia e a aplicação de talco, espalhe a cera com a espátula na área a ser depilada, no sentido do crescimento dos pelos. Lembre-se de manter a pele da região esticada.

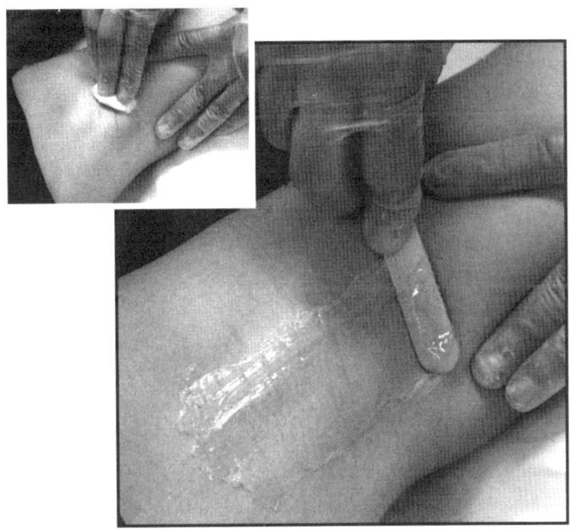

Antes de a cera endurecer, puxe-a com precisão e rapidez no sentido contrário ao do nascimento dos pelos.

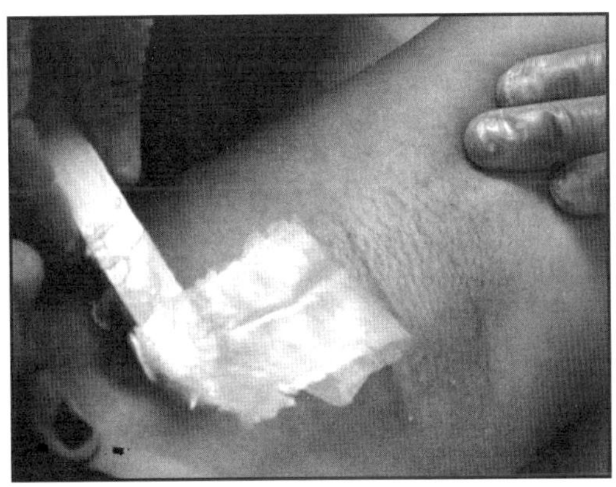

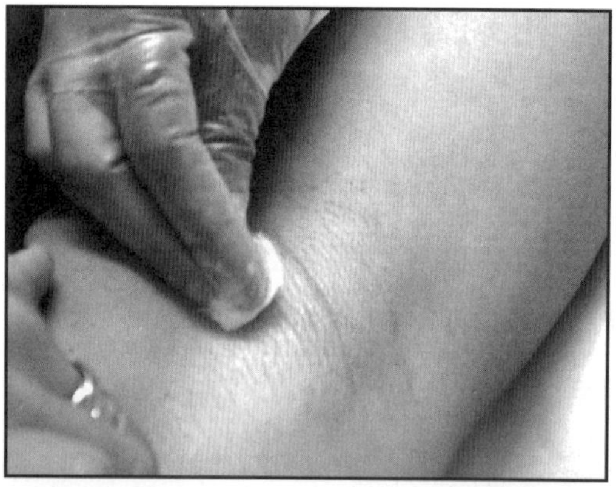

Remova quaisquer resíduos de cera com um produto apropriado para esse tipo de limpeza.

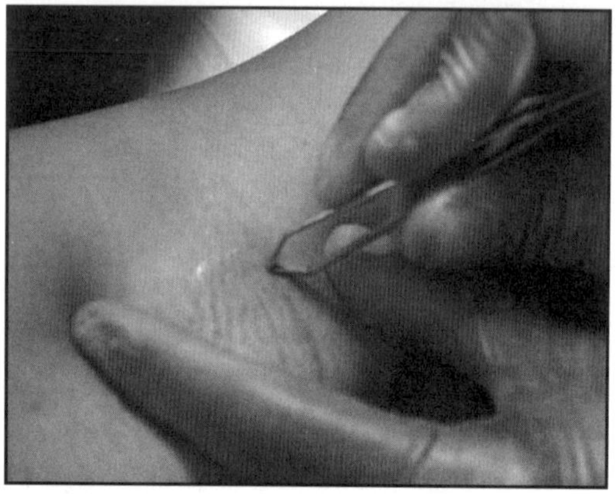

Finalize a depilação com pinça e em seguida aplique gel pós-depilatório.

Obs.: A espátula deve ser de madeira e ser descartada sempre após o uso.

Virilhas

Trata-se de uma região delicada em todos os sentidos. A começar pela pele sensível, muito irrigada e com pelos muito grossos. Daí ser preferível utilizar cera quente. E ter o cuidado de esticar e segurar bem a pele da área em que estiver sendo feita a depilação. (É aconselhável que a cliente tire sua roupa íntima e vista uma calcinha descartável, geralmente fornecida pela profissional.)

Diante de uma situação complicada de pelo encravado, encaminhe o cliente para um dermatologista.

Após a assepsia, pegue um lápis de sobrancelha e desenhe a região dos pelos pubianos a ser preservada. Lembre-se sempre de perguntar à cliente se ela deseja uma depilação pouco ou muito cavada. Só então comece a preparar a virilha para a depilação.

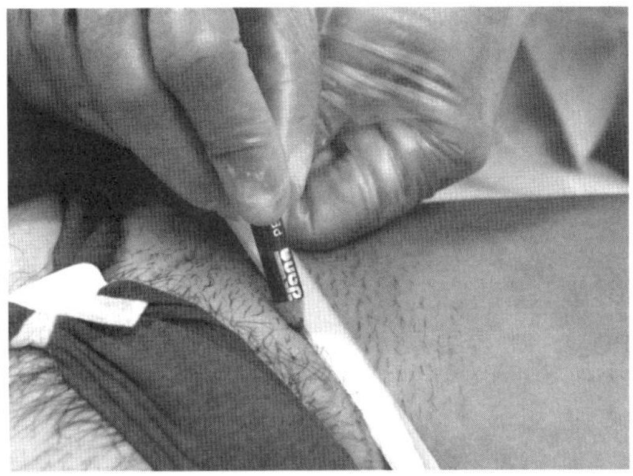

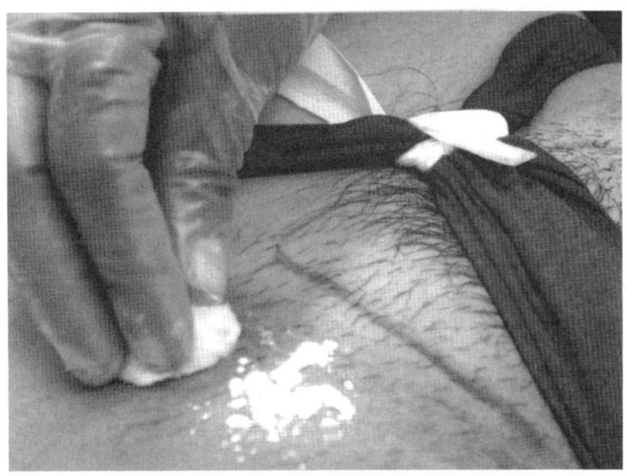

Após a assepsia com uma loção pré-depilatória, passe um pouco de talco na região com o auxílio de um pedaço de algodão.

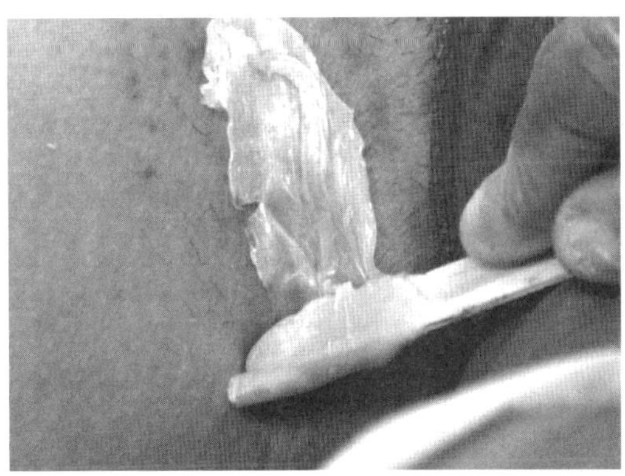

A melhor forma de depilar a virilha é em pequenas etapas. Assim, com a espátula descartável de madeira, aplique um pouco de cera de cada vez.

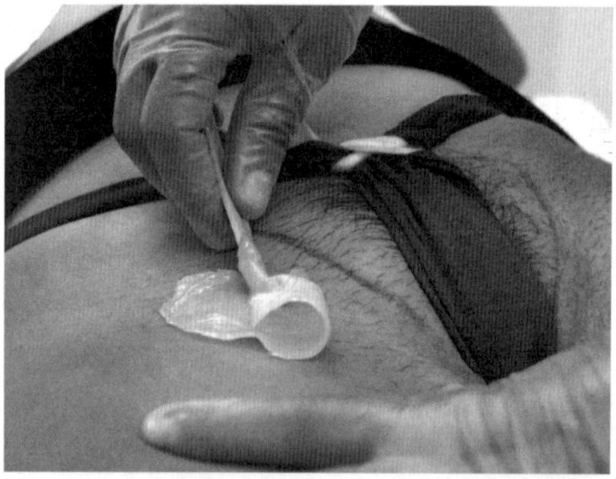

Na hora de tirar a cera, uma recomendação importante: cada puxada deve ser dada com movimentos bem rápidos e firmes, no sentido contrário ao do nascimento dos pelos. E a pele deve estar esticada.

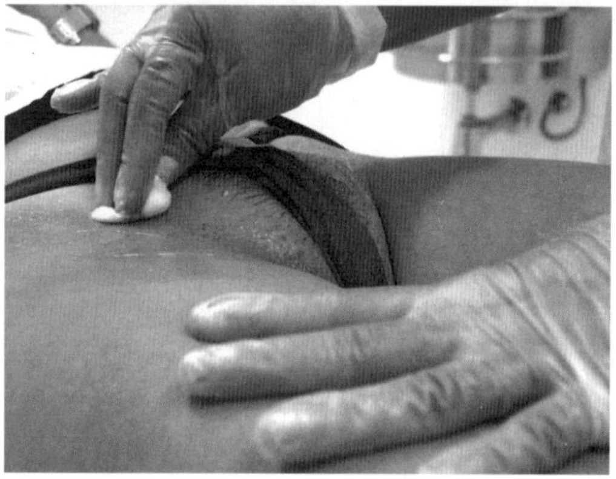

Se ainda permanecer algum pelo, finalize o serviço com uma pinça e, por fim, aplique o gel pós-depilatório.

Obs.: Após a remoção dos pelos, pressione suavemente o local com a mão para normalizar o fluxo da corrente sanguínea na região.

Pernas

O método mais apropriado para a depilação das pernas é o chamado roll-on. (Esse método é aconselhável também para a depilação de costas, peito, barriga e regiões glúteas.)

Antes de aplicar o *roll-on*, limpe a pele a ser depilada com uma loção para retirar resíduos de suor, oleosidade, sabonete ou qualquer outro produto pré-depilatório.

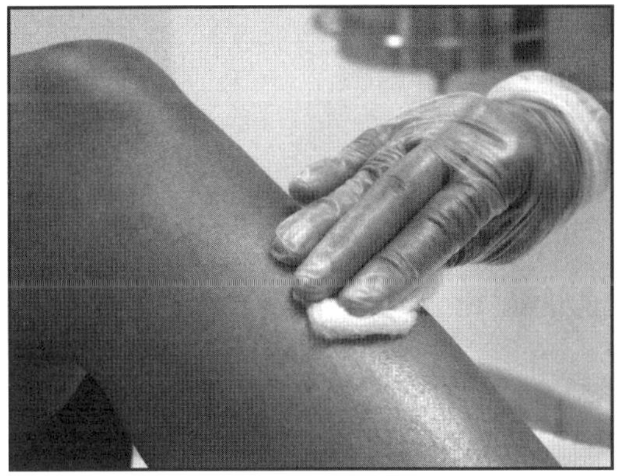

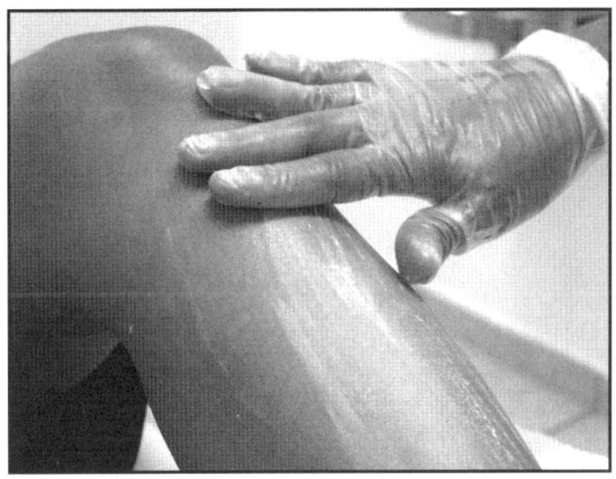

Aplique um pouco de talco e espalhe sobre a pele para facilitar a aderência da banda de papel-tecido à cera do *roll-on*.

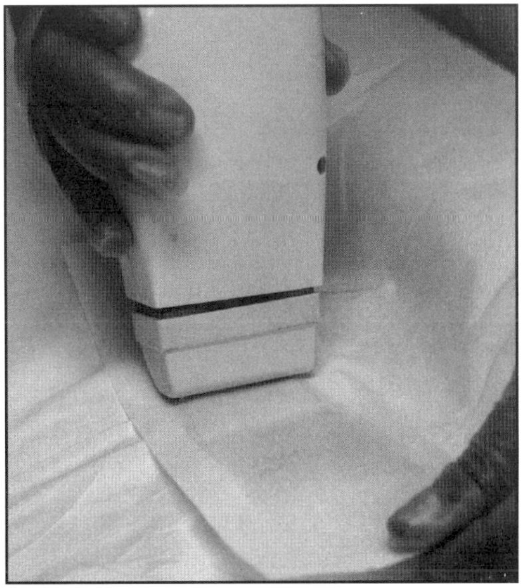

Pressione e deslize o aparelho roll-on sobre uma banda de papel-tecido. Nunca diretamente sobre a pele da cliente.

atenção ▸ **Não se deve usar o *roll-on* diretamente sobre a pele da cliente para não correr o risco de contaminar o refil.**

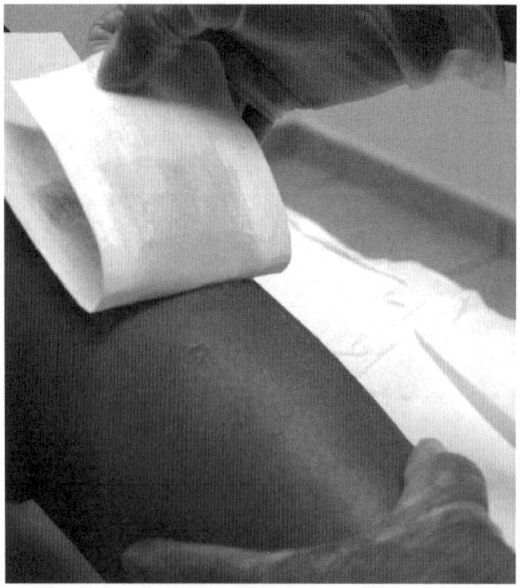

Pegue a banda com a cera e coloque-a, como se fosse um esparadrapo, sobre a pele da perna da cliente. Pressione-a delicadamente no sentido do nascimento dos pelos. Em seguida, puxe de uma só vez a ponta da banda no sentido oposto ao nascimento dos pelos.

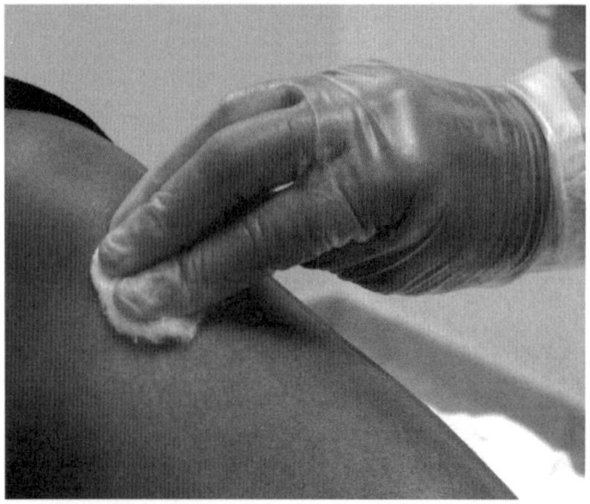

Se ainda permanecer algum pelo, finalize o serviço com uma pinça. Em seguida, passe o óleo removedor de cera e aplique o gel pós-depilatório.

E os pelos das costas, do tórax, da barriga e das nádegas? O melhor método para arrancá-los ainda é o *roll-on*. Nesses casos, o procedimento é o mesmo recomendado para a depilação das pernas.

No ânus a depilador, sempre usando luvas, deve aplicar a cera morna-entre 36° e 37°C – e puxar rapidamente.

Cuidado!

Uma profissional consciente de seus deveres precisa ficar atenta a quaisquer situações de risco para o cliente. Por isso, antes de começar o procedimento, você deve conversar delicadamente com o cliente a fim de se informar sobre suas condições de saúde. Em alguns casos, como nos relacionados a seguir, você deve considerar estas recomendações para orientar da melhor maneira possível seus clientes.

Alterações

Quaisquer alterações, lesão, vermelhidão, pus ou verruga são indícios de que a pele não está íntegra. Portanto, não deve ser depilada.

atenção ▸ **As verrugas podem se alastrar quando, por exemplo, uma lâmina se arrasta sobre uma verruga e transmite o vírus para outras áreas do corpo.**

Amamentação

Se a cliente estiver amamentando, não depilar ao redor dos mamilos e axilas.

Cirurgias

Em caso de qualquer cirurgia, por menor que seja, o cliente só deve fazer depilação com autorização médica.

Displasia mamária

Se a cliente tem displasia mamária, não deve depilar axilas e mamilos. Nesse caso, a melhor opção para se livrar dos pelos é a raspagem com "aparelho de barbear" feminino.

Gravidez

Existem controvérsias. Alguns dermatologistas afirmam não haver problema algum em uma mulher grávida se depilar. A única recomendação seria a de verificar as substâncias do produto químico a ser utilizado, para não prejudicar o feto. Mas, atenção, atenção: há ginecologistas que aconselham as gestantes a evitar qualquer espécie de risco. Por isso, são contra a depilação com produtos químicos, métodos elétricos ou a laser. Portanto, conclui-se que, no caso de gravidez, o mais sensato é raspar os pelos com "aparelho de barbear" feminino.

Sinais

Não depile sinais, mesmo que sejam visivelmente normais. Jamais depile sinais salientes ou com qualquer estranheza. A remoção de pelos de sinais pretos, que podem se transformar em melanoma – o câncer de pele mais agressivo –, é contraindicada, porque os traumatismos nesses locais podem provocar mais facilmente a transformação do sinal em câncer.

Varizes

Depilar ou não depende do tipo e das condições das varizes, da pele e da saúde do cliente. Mesmo no caso de pequenas varizes, varizes sem saliência ou visivelmente sem problema, nunca use cera quente.

Sete pecados da depiladora

1 • Usar instrumentos de trabalho que não estejam devidamente lavados e desinfetados. O uso de instrumentos contaminados pode transmitir fungos, bactérias, vírus ou parasitas para a pele dos clientes. Além da falta de higiene, da falta de ética... é uma atitude irresponsável! E significa, cedo ou tarde, a perda da clientela.

2 • Mexer em pelo encravado. O nome científico do pelo encravado é pseudofoliculite. E acontece quando o pelo nasce e volta para o folículo, o que pode gerar um processo inflamatório. A depiladora deve evitar mexer em áreas com qualquer espécie de inflamação, pois há sempre grande risco de o cliente ter complicações. Furúnculos, por exemplo.

3 • Receitar medicamentos. O único profissional com formação, autoridade e responsabilidade para receitar medicamentos é o médico.

4 • Depilar jovens menores de idade sem autorização do responsável. A depilação é uma prática com efeitos traumáticos sobre a pele. O cliente deve ser adulto ou reconhecido oficialmente como capaz de tomar a decisão de depilar o corpo. Caso contrário, é necessário que alguém autorize o procedimento, responsabilizando-se pelo cliente.

5 • Preferir produtos caseiros sem aprovação legal. É proibido aplicar profissionalmente produtos que não sejam aprovados pelo Ministério da Saúde.

6 • Usar um produto pela primeira vez no cliente sem antes fazer um teste de sensibilidade em si mesma. Vai que o produto contenha algum componente químico tóxico, corrosivo, e que isso venha a causar possíveis reações alérgicas...

7 • Empregar termos vulgares. Uma profissional deve usar a terminologia correta: região pubiana, grandes lábios, abertura vaginal, virilha etc.

Sete conselhos *para a depiladora dar aos seus clientes*

1 • Não passar cremes na pele antes da depilação. A pele gordurosa impede a aderência da cera.

2 • Se estiver menstruada, evitar a depilação. Nesse período, o organismo retém maior quantidade de líquidos, o que provoca inchaço e deixa a pele mais sensível à dor.

3 • Caso esteja fazendo algum tratamento à base de ácido glicólico ou retinoico, informar à depiladora. O uso de ceras não é recomendável nesses casos. A pele estará muito sensível à temperatura da cera quente e se ressecará facilmente com a aplicação da cera fria, o que poderá irritar e provocar manchas na região depilada.

4 • Não vestir roupas apertadas ou meias de náilon logo após a depilação. Elas podem irritar a pele e provocar a inflamação de algum poro por causa do atrito.

5 • Aplicar bandagens com chá de camomila gelado ou água boricada na região recém-depilada. Dá alívio e acalma a pele.

6 • Não usar desodorante ou qualquer produto que contenha álcool durante 24 horas após a depilação. O álcool irrita e desidrata a pele.

7 • Esperar 48 horas para se expor ao sol. Esse tempo de segurança previne o aparecimento de manchas e outros tipos de lesões causadas pelos raios solares na pele ainda sensibilizada pela depilação.

Um curso de primeiros socorros pode ajudá-la a agir em situações de emergência. Como, por exemplo, diante de uma reação alérgica a algum produto. Ou diante de uma queimadura acidental provocada por um pingo de cera muito quente. Outro exemplo? Um sangramento intenso após a retirada de pelos de uma região com grande fluxo sanguíneo...

Bibliografia

BRAZILIAN é sinônimo de depilação na Inglaterra [online]. **Popular**, 21 ago. 2003 [capturado em nov. 2003]. Disponível: http://noticias.terra.com.br/popular/interna/0,6675,OI134116-EI1141,00.html.

DEPILAÇÃO... : um gesto natural, todos os dias... [online]. [capturado em nov. 2003]. Disponível: http://www.riototal.com.br/feliz-idade/estilo.html.

HERNANDEZ, Micheline; MERCIER-FRESNEL, Marie-Madeleine. **Manual de cosmetologia**. Rio de Janeiro : Revinter, 1999.

PRUNIERAS, M.; AGACHE, P. et al. **Manual de cosmetologia dermatológica**. São Paulo : Andrei Ed., 1994.

SENAC. DN. Salão de beleza : depilação / Máslova Teixeira Valença; Sandra Maria de Souza Lima; Ana Beatriz Fares Racy et al. Rio de Janeiro : Ed. Senac Nacional, 2000.

Representantes comerciais

Editora Senac Rio
Rua Vicente de souza, 33 – Botafogo
CEP 22251-070 – Rio de Janeiro, RJ
Tel.: (21) 2536-3900
Fax: (21) 2536-3933
e-mail: comercial.editora@rj.senac.br

Editora Senac São Paulo
Rua Rui Barbosa, 377 – 1º andar – Bela Vista
CEP 01326-010 São Paulo – SP
Tel.: (11) 2187-4450
Fax: (11) 2187-4486
e-mail: editora@sp.senac.br

Este livro foi impresso pela gráfica Progressiva em
março de 2010, em papel off-set 90g/m2 no miolo
e cartão supremo 250g/m2 na capa